Latz

**Wirksame Hilfe
bei Haarausfall**

Widmung

Für Robert, cause there is always a way …

Danksagung

Um einen Ratgeber auf dem aktuellen Stand medizinischen Wissens zu verfassen, habe ich wissenschaftliche Studien zu Rate gezogen. Für Unterstützung hierbei danke ich (in alphabetischer Reihenfolge):

Prof. Dr. med. J. Baltzer, Krefeld
Dr. med. Hugo Boonen, Geel/Belgien
Dr. Anna Maria Convalexius, Wien
Prof. Dr. Uwe Gieler, Gießen
Dr. med. Susanne Hahn, Bochum
Prof. Dr. med. Rolf Hoffmann, Freiburg
Prof. Dr. Emil Iliev, Sofia/Bulgarien
Priv.-Doz. Dr. med. G. A. Lutz, Wesseling
Dr. med. Th. P. A. Moller, Bremen
Prof. Dr. med. Eberhard Paul (Glasg.), Nürnberg
Antonia Peters und alle anderen von der Infostelle Trichotillomanie, Hamburg
Dr. med. Frank-Matthias Schaart, Hamburg
Prof. Dr. med. H. Schell, Erlangen
Prof. Dr. Rudolf E. Schopf, Mainz
Dr. Dipl-Psych. Kurt Seikowski, Leipzig
Dr. med. Dipl.-Ing. Johann Sperl, Berlin
Prof. Dr. med. Hans Wolff, München

Darüber hinaus gilt mein Dank all jenen, die mich mit professionellem Rat und entsprechendem Bildmaterial unterstützt haben (in alphabetischer Reihenfolge):

Dr. Michaela Arens-Corell, Sebapharma GmbH & Co. KG
M. Roland Braumann, Groupe Baumann S.A., Mulhouse, Frankreich

Heidi Gäng und Helga Leiendecker, Bellargo Haarsystem GmbH, München
Britta und Lothar Hespos, Hespos Haarstudio, Bremen
Frank Klett-Loch, Thymuskin Cosmetic Produktions- und Vertriebsgesellschaft mbH
René Koch, Cosmetic & Camouflage Centrum, Berlin
Waltraud und Corinna Kuffner, Long-Time-Liner GmbH, München
Günter Lehnen, Modess GmbH, Kerpen-Sindorf
Ingo Mayer, Gisela Mayer GmbH, Memmingen
Dr. Jens Meyer, www.haarerkrankungen.de, Bremen
Ralf Niesters, Tao Chi – Schule für Tai Chi Chuan und Qigong, Krefeld
Dr. Michael Ruess, Vichy Laboratoires, Düsseldorf
Franziska Santschi, Münchenwiler, Kanton Bern, Schweiz
Kerstin Sedlatschek, Pfizer Consumer Healthcare GmbH, Karlsruhe
Rainer Seegräf, Bergmann GmbH & Co. KG, Laupheim
Peter Volk, Haarsysteme Volk, Albstadt

Für die professionelle Zusammenarbeit und die Unterstützung meines Engagements für Menschen mit Haarausfall bedanke ich mich ganz besonders bei Herrn Uli Ellwanger und Herrn Thomas Kleeberg von den Medizinverlagen Stuttgart.

Jenny Latz

Wirksame Hilfe bei Haarausfall

- Ursachen erkennen, Lösungen finden
- Tipps für einen selbstbewussten Alltag
- Besser leben mit **HAIR**COACHING®

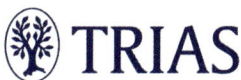 TRIAS

Inhalt

Vorwort

Haarausfall und Psyche

Als ich Jenny Latz zum ersten Mal traf, war ich recht schnell tief beeindruckt von ihrer – wie ich es nennen würde – positiven Krankheitsverarbeitung ihres kreisrunden Haarausfalls. Mir gegen-

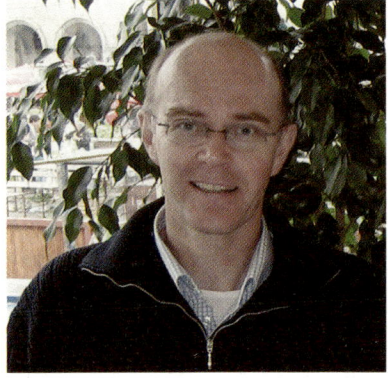

über stand eine selbstbewusste und energievolle Frau, die ihre Glatze infolge der Krankheit offenbar ohne psychische Probleme sehr gut verkraftet hatte. Sie ist damit Vorbild für viele Menschen geworden, die unter dieser Erkrankung leiden.

Nun sehe ich als Hautarzt und Psychotherapeut oft Menschen, die Schwierigkeiten mit ihren Haaren haben, sei es, dass scheinbar zu viele Haare ausfallen, ohne dass es einen medizinischen Grund hierfür gibt, oder dass eine Haarerkrankung wie der kreisrunde Haarausfall vorliegt oder eine Form der männlichen oder weiblichen Glatzenbildung. Immer ist es so, dass Haare eben doch ein ganz besonderes Hautanhangsgebilde sind. Haare haben eine große Bedeutung für unser Wohlbefinden und die eigene psychische Stabilität. Nicht selten wenden wir uns bei inneren Konflikten – teilweise unbewusst – lieber den Haaren zu und bemerken ihren Wechsel und Ausfall stärker, als uns mit inneren Konflikten und psychischen Spannungszuständen zu beschäftigen. Die Haare symbolisieren schon immer Macht und psychische Stabilität sowie Selbstbewusstsein. Gerade für Frauen, aber auch immer mehr für jüngere Männer sind die Haare und ihre Pracht ein echtes Problem. Nur zu gerne würde mancher hier viele Ursachen im Sinne einer Hormonstörung vom Arzt erklärt bekommen.

Vor allem werden in diesem Buch auch die psychischen Probleme, die mit Haarausfall verbunden sind, eingehend beleuchtet und aus ihrer langen Erfahrung mit vielen Betroffenen im Rahmen der Selbsthilfe für kreisrunden Haarausfall dargestellt. Nach meiner eigenen Erfahrung mit der Krankheit bei Patientinnen erfinden die Frauen Ausreden, um nicht auszugehen, vernachlässigen ihren Freundeskreis, kapseln sich vom Partner ab. Depressionen, Selbstmordgedanken und Verzweiflung sind dabei Ausdruck von Trauer und Ohnmacht. Besonders schwer haben es

Frauen, die erst kurzzeitig betroffen sind, aber auch solche, bei denen die Erkrankung schubweise verläuft. So werden die Hoffnungen auf eine erneute Haarpracht immer wieder genährt, die Frauen können sich nicht endgültig auf eine Situation einstellen. Auch Patientinnen mit androgenetischem Haarausfall kommen schlechter mit dem Verlust klar: Durch den schleichenden Prozess verleugnen sie den Haarausfall über viele Jahre erfolgreich; werden sie darauf angesprochen, bricht mitunter eine Welt zusammen. Frauen und natürlich auch Männer, die sich selbst outen, erleben diesen Moment jedoch als positiv und erleichternd; die Reaktionen sind fast ausnahmslos respektvoll und freundlich.

Wir wissen aus der psychosomatischen Forschung längst, dass vor allem die bewusste und nicht übertriebene Auseinandersetzung mit einer Erkrankung fast immer den Umgang mit der Krankheit bessert, wenn nicht sogar die Symptome reduzieren kann. Es ist hinreichend bekannt, dass jeder, der sich vermehrt mit seinen Haaren auseinander setzt, diesen übertriebene Aufmerksamkeit schenkt, die oft nicht hilfreich ist. Informationen sammeln ist sicher wichtig, aber es ist auch wichtig, sich nicht ständig nur noch um die Haarerkrankung zu kümmern, sondern sein Leben auch mit einer mehr oder weniger auffälligen Erkrankung zu leben. Dies ist sicher leichter gesagt als getan, und deshalb benötigen die Betroffenen auch professionelle Hilfe.

Das Buch von Jenny Latz ist nicht nur gut zu lesen, sondern auch sehr übersichtlich zusammengestellt, und so wird sich jeder schnell zurechtfinden und hoffentlich viele Informationen bekommen, die helfen, sich mit Haarproblemen besser auszukennen. Nicht zuletzt das Kapitel, wie man den richtigen Arzt findet, wie man Scharlatane entlarven kann und die vielen Infos über weitere Adressen habe ich bisher so in keinem anderen Buch gefunden. Den Ärzten, die sich mit Haarproblemen auskennen, hilft es immer, wenn sie einen gut informierten Patienten haben, mit dem sie sich gemeinsam gegen die Erkrankung zusammentun können!

Prof. Dr. Uwe Gieler
Hautarzt – Arzt für Psychotherapeutische Medizin
Klinik für Psychosomatik und Psychotherapie
Justus-Liebig-Universität Gießen

Einführung

Ich gehöre zu den etwa eine Million Betroffenen in Deutschland, die mit dem kreisrunden Haarausfall, einer unberechenbaren, mysteriösen Krankheit, leben müssen.

Mit dem Ende der Schulzeit änderte sich mein Leben radikal. Ein Jahr nach dem Tod meiner Mutter verlor ich mein gesamtes Kopfhaar und später auch die Gesichts- und Körperbehaarung. Für mich brach eine Welt zusammen. Nichts stimmte mehr. Ich versteckte mich, zog mich immer mehr in Isolation und Depression zurück. Ich wagte es nicht mehr, ohne Kopfbedeckung das Haus zu verlassen. Es folgten unzählige vergebliche Therapieversuche bei unterschiedlichen Ärzten.

Niemand konnte mir Rat und Hilfestellung bieten. Wie sehr hätte ich mir gewünscht, umfassend über Haarausfall im Allgemeinen und den kreisrunden im Besonderen informiert zu werden. Wie sehr sehnte ich mich danach, aufgefangen zu werden und mich mit kompetenter Beratung an meiner Seite nicht allein gelassen zu fühlen. Doch es gab keine Unterstützung.

So musste ich aus eigener Kraft lernen, mit jeder Situation neu umzugehen. Nichts und niemand hatte mich auf dieses Leben als kahle Frau vorbereitet. Es dauerte fast 20 Jahre, bis ich zu einer neuen, einer anderen, aber selbstbewussten Frau wurde.

Mit meiner Wahl zur Bundesvorsitzenden der Selbsthilfeorganisation Alopecia Areata Deutschland e.V. im Jahre 1996 wurde mir die Verantwortung übertragen, meine Erfahrungen an andere Betroffene weiterzureichen, mich für das Schicksal anderer einsetzen zu dürfen.

Seit 30 Jahren besitze ich keine Haare mehr. Ich weiß, welche Qualen Frauen und Männer durchleben, wenn sie ihre Haare verlieren. Deshalb setze ich mich dafür ein, dass diese Menschen heute nicht mehr die leidvollen Erfahrungen durchleben müssen wie ich einst. Mit meinem Beratungsprojekt **HAIR**COACHING® will ich umfassend über Haarausfall informieren und biete gleich bei den ersten Anzeichen von Haarausfall Hilfe zur Selbsthilfe. Ob es um die Suche nach einer klaren Diagnose beim richtigen Arzt geht, um die Entscheidung für passenden Haarersatz oder einfach darum, Strategien zum Umgang mit dem Haarausfall zu finden:

HAIRCOACHING® bietet für jeden individuelle Lösungen, denn Haarausfall muss heute kein unumstößliches Schicksal mehr sein.

Die Hinweise über verschiedene Haarkrankheiten und ihre Therapieformen, die in diesem Buch im Folgenden gegeben werden, können jedoch ein individuelles ärztliches Gespräch nicht ersetzen. In keinem Fall sollten Sie versuchen, sich selbst zu behandeln!

Warum uns unsere Haarpracht so viel bedeutet

Biologische Bedeutung von Haaren

Zweifellos besitzt das menschliche Haarkleid eine biologische Bedeutung. Unsere prähistorischen Vorfahren trugen ein dichtes Fell als natürlichen Schutz vor schlechter Witterung und Kälte. Nur so konnten sie ihre Körpertemperatur halten, denn Haare stellen eine hervorragende Isolationsschicht dar.

Die Frage, wie es zu dieser Entwicklung kam, ist bis heute wissenschaftlich nicht geklärt. Vermutlich hat sich die menschliche Behaarung an die veränderten Lebensbedingungen angepasst. Der Mensch brauchte sein dichtes Fell nicht mehr, als er in der Lage war, sich am selbst gemachten Feuer zu wärmen. Mit zunehmender Nacktheit schützten unsere Vorfahren ihre Körper durch das Töten von Pelztieren vor Kälte.

Wir können mit unseren Haaren nichts mehr ertasten. Wir haben keine Stacheln oder Borsten, mit denen wir uns Feinden gegenüber verteidigen könnten. Lediglich Augenbrauen und Wimpern besitzen noch eine echte Funktion. Sie schützen das Auge vor Schweiß und Schmutzpartikeln. Die feinen Härchen im inneren Gehörgang sorgen dafür, dass wir unser Gleichgewicht halten können. Haare in der Nase schützen die empfindlichen Schleimhäute vor eindringenden Staubteilchen. Wenn wir Angst haben oder frieren, stellen sich die Körperhaare auf – ein uraltes Verhaltensmuster der Menschheit. Als Tarnung oder Wetterschutz sind unsere Haare jedoch nicht mehr zu gebrauchen.

Augenbrauen als Schweißstopper – Wimpern als Warnsystem fürs Auge

Und diese Entwicklung schreitet weiter fort. Immer mehr Männer klagen bereits in jungen Jahren über eine beginnende Glatzenbildung, und auch Frauen, die sich weit vor der Menopause befinden, stellen vermehrten Haarausfall fest. Werden wir irgendwann ganz ohne Haare auskommen? Wird es eines Tages zur Normalität gehören, dass Männer und Frauen so gut wie keine Haare mehr besitzen? Passt sich das genetische Haarprogramm den veränderten Umweltbedingungen an? Wird der vollkommen haarlose Mensch am Ende der Evolutionsgeschichte stehen?

Der Mensch ohne Haare – der Mensch der Zukunft?

Symbolische Bedeutung von Haaren

Besäße das Haar nicht eine so starke Symbolik, würden wir uns wohl kaum Sorgen über seinen Verlust machen. Die Geschichte weist unzählige Belege dafür auf, dass dem Kopfhaar in den verschiedenen Kulturen stets große Aufmerksamkeit gewidmet wurde. Haare dienten von jeher der Identität von Individuen, der Rangordnung in der Gesellschaft und als Signal der Sexualität. Haare tragen den Geruch eines Menschen. Im Normalfall sind sie der einzige Teil unseres Körpers, den wir bewusst beeinflussen können.

Frisuren dienten der gesellschaftlichen Positionierung

Eine starke symbolische Bedeutung besitzt die Frisur. Frisuren markierten Sitten und Gebräuche von Völkerstämmen und sorgten für die gewünschte Unterscheidung von anderen. Gleichzeitig diente die Haartracht in vielen Epochen einer äußeren Festlegung der gesellschaftlichen Rangordnung. Ihr Empfinden von Macht stellten Kaiser und Könige durch ihre Frisuren dar. Alles, was Rang und Namen besaß, passte sich der herrschenden Mode an, um zu demonstrieren, dass man zu einer der oberen Schichten gehörte. Was man auf dem Kopf trug, wie die Haare geschnitten und frisiert sein mussten, wurde stets von der Mode der Herrschenden diktiert.

In der Antike glaubte man, das Kopfhaar sei der Sitz des Lebens und repräsentiere daher den Menschen. Bereits im alten Ägypten legte man großen Wert auf die Pflege der Haare und des Bartes. Der Barbier war lange vor Christi Geburt eine hoch angesehene Person. Im alten Rom kannte man sogar den Beruf der Haarordnerin, die dafür sorgte, dass die Damen der besseren Gesellschaft stets gut frisiert waren.

Rasur als Symbol für Unfreiheit und Sklaverei

Der Verlust von Haaren oder die Rasur sind ein Symbol für die Unterwerfung eines Menschen. Wem die Haare gewaltsam genommen werden, der empfindet Ohnmacht und Unfreiheit. Sklaven durften keine langen Haare tragen, denn diese symbolisierten Freiheit.

Auch für die Germanen bedeutete langes Haar Kraft und Freiheit. Es brachte Stolz und Selbstbewusstsein des Trägers zum Ausdruck. Wollte man andere Menschen unterwerfen, beraubte man sie dieses Freiheitssymbols, indem man sie kahl schor.

Regelrechte Haaropfer kennen wir aus der Antike. Als Gabe für die Toten mussten sich die Hinterbliebenen die Köpfe scheren. Mit dem Akt der Rasur demonstrieren buddhistische Mönche ihre Hingabe an ihre Religion und an Buddha. Die kahlen Köpfe symbolisieren sowohl die Zugehörigkeit zu einer Gruppe als auch die eigenständige Entscheidung, in Demut dem Glauben zu dienen.

Historische Quellen belegen, dass Kahlheit und Haarausfall in den unterschiedlichsten Kulturkreisen meist negativ besetzt waren. Daher waren die Menschen zu allen Zeiten bemüht, ihre Haare den herrschenden Schönheitsidealen anzupassen. Mittel gegen Haarausfall, gegen frühzeitiges Ergrauen und Enthaarungsmittel kannten bereits die Ägypter. Dabei enthielten die haarwuchsfördernden Arzneien oft die absonderlichsten Ingredienzien. Im Papyros Ebers wird beispielsweise die Verwendung einer Mixtur aus Dattelkernen, dem Blut eines schwarzen Kalbes, der Schale einer Schildkröte und dem Huf eines Esels erwähnt.

Im späten Mittelalter entsprach eine hohe Stirn – in der Frührenaissance auch ein Zeichen für Klugheit – dem absoluten Schönheitsideal. Daher pflegten die Damen ihre Augenbrauen auszudünnen, störende Haare wurden ausgezupft oder mit den damals üblichen Enthaarungsmitteln entfernt, um die Stirn optisch zu verlängern.

Erst in der zweiten Hälfte des 20. Jahrhunderts entwickelte sich eine Vielfalt von nebeneinander existierenden Mode- und Frisurenstilen. Hippiezeit und Protestbewegung sorgten in den 60ern für eine entscheidende Änderung der Bedeutung von Haaren. Erstmals in der Geschichte bestimmten nicht die Herrschenden, sondern die junge Generation, was getragen wird. In einer Gesellschaft, in der Jugendlichkeit und Dynamik gefragt sind, blieb es nicht aus, dass auch die ältere Generation bald den Stil der Jugend adaptierte. Niemals zuvor herrschte eine derartige Frisurenvielfalt.

Mit den Hippies kam die Wende

Haare in Literatur, Märchen und Kunst

Die Bedeutung, die in unserer heutigen Gesellschaft besonders dem Frauenhaar beigemessen wird, basiert auf einer langen kulturhistorischen Tradition. In zahlreichen Beispielen aus Literatur, Märchen und Volksweisheiten werden lange, glänzende Haare als unbedingte Voraussetzung für Schönheit betrachtet.

»Rapunzel hatte lange prächtige Haare, fein wie gesponnen Gold. Wenn sie nun die Stimme der Zauberin vernahm, so band sie ihre Zöpfe los, wickelte sie oben um einen Fensterhaken und dann fielen die Haare zwanzig Ellen tief herunter,..« (Gebrüder Grimm, Rapunzel)

Das Haar durfte nicht geschnitten werden, weil man befürchtete, sonst die Kraft (das Leben) zu verlieren.

Delilah verführte Samson mit Hinterlist. Betrunken erklärte dieser der Philister-Dirne Delilah in einer Liebesnacht, dass sein Haar Quelle seiner Kraft sei. Während Samson schlief, schnitt Delilah sein Haar ab. Nun konnten ihn die Philister überwältigen. Sie stachen ihm die Augen aus und führten ihn als Sklaven nach Gaza.

■ **Heinrich Heine schwärmt in seinem Gedicht von der Loreley:**

Die schönste Jungfrau sitzet
Dort oben wunderbar,
Ihr goldenes Geschmeide blitzet,
Sie kämmt ihr goldenes Haar.

Einem Menschen die Haare abzuschneiden ist mit unterschiedlichen Inhalten besetzt. Aber im weitesten Sinne hat es stets etwas mit Kontrolle zu tun. Das kann die symbolische Kastration sein oder der Prozess der rituellen Trennung von einer sozialen Gruppe. Indem man ihm das Haar abschneidet, gewinnt man Gewalt über den Geschorenen. Darüber hinaus steht das Abschneiden von Haaren für soziale Kontrolle, für das Sich-Einordnen in die Gesellschaft, für Disziplinierung (z. B. im Militärdienst) oder auch für Askese (bei Mönchen).

Auch heute noch besitzen Haare eine große Symbolkraft. Männer mit langer Mähne gelten als unangepasst. Ihre langen Haare stehen einer kultivierten Erscheinung entgegen. Bei Karriere-Frauen erwartet man eher eine Kurzhaarfrisur. Lange Haare bedeuten Weiblichkeit und Erotik.

Eine ganz besondere Handwerkskunst hatte ihre Blütezeit im späten 18. Jahrhundert. Bilder oder Schmuck aus Haaren wurden als Band der

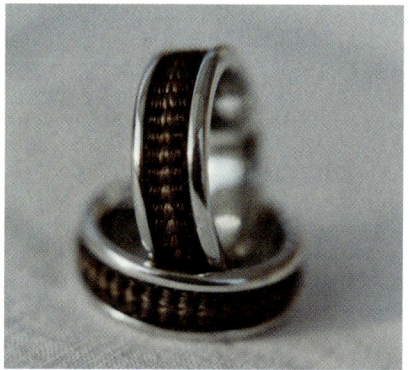

Abb. 1: Ringe mit Haargeflecht

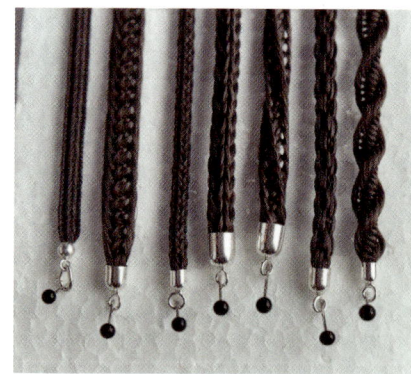

Abb. 2: Aus Haaren geflochtene Bänder

Arbeiten von Franziska Santschi

Liebe und Freundschaft gefertigt. Neben den Frisören boten auch Klöster Arbeiten aus Haar an. Arme Bauerntöchter verkauften ihren langen Zopf gegen gutes Geld. Für die Damen der höheren Gesellschaft gab es Anleitungsbücher.

Bis Anfang des 20. Jahrhunderts lernten viele Frisöre während ihrer Lehrzeit diese kunstvolle Verarbeitungsmöglichkeit. Heute kennt kaum jemand diese Technik. Sehr viel Wissen ist verloren gegangen.

In der Schweiz gibt es jedoch wieder eine Gruppe, die diese Kunst gelernt hat und die Haarkunst weiterleben lässt. Nach alten Vorlagen werden neue Arbeiten hergestellt. Auch Franziska Santschi aus dem Schweizer Kanton Bern beherrscht diese Technik. Sie gibt ihr Wissen in Kursen weiter.

Haare und Psyche

Je größer die Bedeutung von Haaren in einer Kultur, umso mehr leiden die Menschen dieser Gesellschaften unter Haarausfall und Glatzenbildung. Wen wundert es da, dass auch in unserer heutigen Zeit der Wunsch nach gesundem, glänzendem Haar als Symbol von Weiblichkeit und Erotik tief verwurzelt ist.

▪ Im Jahre 2002 veröffentlichte dpa die folgende Meldung:

Weder Po noch Busen – Männer schauen Frauen zuerst in die Augen

Hamburg (dpa) – Jeder dritte deutsche Mann (38 Prozent) schaut laut einer Studie einer Frau zuerst in die Augen. Wie eine Umfrage des Forsa-Instituts für die neueste Ausgabe der Illustrierten »Bildwoche« unter 1000 Männern und Frauen ergab, blicken wider Erwarten nur 10 von 100 Männern als erstes auf Busen oder Po. Lediglich 8 Prozent der Männer gucken zuerst auf die Beine, für 6 Prozent sind die Haare am wichtigsten. Gerade 4 Prozent der Deutschen sehen dem weiblichen Gegenüber als Erstes auf den Mund und nur 3 Prozent auf Hüfte oder Taille.

Umgekehrt ist es ähnlich: Fast jede zweite Frau (46 Prozent) blickt dem Mann zuerst in die Augen. Hände (8 Prozent), Po (7 Prozent), Haare (6 Prozent) und Mund (4 Prozent) sind zunächst weniger reizvoll. Die Schulter zum Anlehnen interessiert nur 2 Prozent aller Frauen.

Es sind also tatsächlich nur 6 Prozent der Männer und Frauen, für die es beim anderen Geschlecht zunächst auf die Haare ankommt. Paradoxerweise erhalten wir dennoch den Eindruck, dass Haare die wichtigste Nebensache in unserem Leben darstellen. Unterstützt wird diese Bedeutung in erster Linie von den Medien, die uns ständig einhämmern, wie wichtig unsere Haare zur Erlangung des ultimativen Seelenheils sind.

■ **Weltweit**

beträgt der Umsatz der Haarpflegeindustrie über 30 Milliarden Euro, gibt es etwa 10 Millionen Frisöre

Die wenigsten Frauen und Männer entsprechen dem Bild, das uns von Werbung und Medien vorgegeben wird. Werden die modernen Mythen um Haare letztlich von der Industrie in den Medien lanciert?

Eine Gesellschaft, in der Haare und ihre Schönheit ein wesentliches Attribut für Gesundheit und Beauty darstellen, führt zweifellos auch dazu, dass sich Menschen selbst unter Druck setzen, um diesem Idealbild zu entsprechen. Somit beruht die Position, die der Einzelne zu seinem Haarausfall einnimmt, meistens auf den in seinem unmittelbaren Umfeld herrschenden Normen.

Warum dem Kopfhaar eine so große Bedeutung beigemessen wird, fasst Dr. Ronald Henss vom Fachbereich Psychologie der Universität Saarbrücken mit den vier Begriffen visuelle *Prominenz, Variabilität, Manipulierbarkeit* und *Signalfunktion* zusammen.

Die vier Bedeutungen unserer Kopfhaare

»Das eigentlich Charakteristische an unserem Haarkleid ist nicht die Nacktheit, sondern die Tatsache, dass einige wenige Zonen dichter Behaarung in starkem Kontrast zu dem weitgehend nackt erscheinenden Körper stehen. Die behaarten Inseln ziehen unmittelbar die Aufmerksamkeit auf sich…Das Kopfhaar bietet einen eindrucksvollen Rahmen für den wichtigsten Informationsträger: das Gesicht…Das Haar…weist eine enorme Variabilität auf…unzählige Variationen, hinsichtlich derer sich verschiedene Individuen voneinander unterscheiden können… Das Haar kann schmerzlos manipuliert werden…Es liefert Hinweise auf Geschlecht, Alter, Rasse, Gesundheitszustand, genetische Ausstattung des Trägers. Es liefert Aufschlüsse über den gesellschaftlichen Status und die Zugehörigkeit zu sozialen Gruppen.« (aus DERMAforum, Nr. 5, Mai 2004)

Dennoch hat auch die Freizügigkeit ihre Grenzen. Wem die Haare ausfallen, über den wird immer noch hinter vorgehaltener Hand getuschelt.

■ **13-jähriger Türke bringt sich wegen Fußballer-Frisur um:**

Ankara, 20. Juni 2002 (AFP) – Ein 13-Jähriger hat sich in der Türkei das Leben genommen, weil sein Vater ihm verboten hatte, den Irokesen-Haarschnitt von Fußball-Star Umit Davala zu tragen. Der Jugendliche hatte sich die Haare nach dem Modell von Davala schneiden lassen, der die Türkei am Dienstag ins WM-Viertelfinale geschossen hatte. Wutentbrannt zwang ihn sein Vater laut einem Bericht der Nachrichtenagentur Anadolu vom Donnerstag, sich den Kopf vollständig rasieren zu lassen. Daraufhin erhängte sich der 13-Jährige im Haus seiner Eltern in der nordwestlichen Provinz Bursa. Davala war mit seinem Tor in der Türkei zu einem Nationalhelden geworden, zahlreiche Jugendliche ließen sich die Haare nach seinem Vorbild frisieren.

Das Stigma des Haarverlustes hat sich bis heute erhalten. Die Glatze gilt als Zeichen für den Anfang und das Ende des Lebens. Der natürlichen Nacktheit und Unschuld des Säuglings scheint die Haarlosigkeit zu entsprechen. Beim Erwachsenen symbolisiert ein kahles Haupt Reife und Lebenserfahrung.

Unser teilweise neurotisches Verhältnis zu Haaren ist eine logische Konsequenz unserer Gesellschaft. Haare sind unser Sozialorgan, wichtig für das gesellschaftliche Überleben. Haarausfall stört uns, weil wir in einem Umfeld aufgewachsen sind, in dem man auf das äußere Erscheinungsbild größten Wert legt. Dabei spielen die Kopfhaare des Menschen die Hauptrolle.

Durch Haare werden feine Signale weitergegeben. Sie dienen der sozialen Positionierung. Haare stehen in direktem Zusammenhang mit dem Ansehen und der persönlichen Einschätzung. Mit Haaren kann man ausdrücken, ob man dazugehört oder nicht. Frisuren spiegeln die Geisteshaltung eines Menschen wider.

Die Frisur gibt wichtige Signale an die Außenwelt

■ Songtext: No Future (Ohne Neue Haarfrisur) vom Album »Le Frisur« von der Band Die Ärzte

Du sitzt allein zuhaus, niemand ruft bei dir an,
und du fragst dich immer wieder, wie es dazu kommen kann.
Früher warst du beliebt. Du konntest jede kriegen.
Jetzt bist du abgestiegen. Oh, woran mag das wohl liegen?

Keine Freunde ohne neue Haarfrisur,
keine Arbeit ohne neue Haarfrisur,
keine Frauen ohne neue Haarfrisur,
keine Zukunft ohne neue Haarfrisur.

Du fühlst dich ausgeschlossen. Du willst dazugehören.
Du wärst gern angesagter und du willst die Frauen betören.
Ich geb dir einen Tipp, du solltest es probieren.
Willst du die Welt verführen, dann musst du erst mal investieren.
...
Schau öfter in den Spiegel. Lass dir deine Haare schneiden.
Die Welt legt leider viel zu viel Wert auf Äußerlichkeiten.
Nutze den Augenblick. Mach dich mal wieder schick.
Mangelnde Körperpflege bricht dir sonst noch das Genick.
...

Wenn die Haare noch da sind

Was ist das – ein Haar?

Ein Haar besteht zu 90 % aus Keratin, einer schwefel-haltigen Eiweißverbindung. Darum riecht es auch so penetrant, wenn wir uns die Haare angesengt haben. Keratin findet sich als Hauptbestandteil auch in Nägeln und anderen Hornteilen, wie zum Beispiel den Hufen von Pferden. Auch Fette, das für die Farbe verantwortliche Melanin sowie geringe Mengen von Vitaminen, Spuren von Zink und anderen Metallen finden sich in einem Haar. Wasser ist nur in geringem Maß vorhanden, aber dennoch einer der wichtigsten Bestandteile des Haares.

In der Haut reicht ein schmaler Tunnel, den die Mediziner Haarfollikel nennen, weit in die unteren Hautschichten hinein. Auf einem Quadratzentimeter befinden sich bis zu 200 Follikel. Der Winkel, d. h. der Grad der Schräglage, mit der der Follikel in der Haut liegt, bestimmt den Fall des Haares und ist beispielsweise für Wirbel verantwortlich. Ganz unten, am Boden des Follikels, sitzt die Haarpapille, die mit dem umgebenden Bindegewebe für die Ernährung des Haares sorgt. Über den Blutkreislauf wird Nahrung zugeführt.

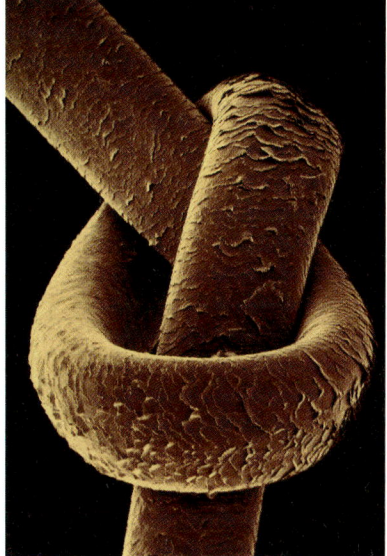

Abb. 3: Gesundes Haar

Mikrofoto:
medicalpicture/
Kage

Eine Keimschicht auf der Oberfläche der Papille ist für die Bildung neuer Haarzellen verantwortlich. Die Papille sendet ein chemisches Signal aus und die Zellteilung beginnt. Haarzellen teilen sich etwa so oft wie die blutbildenden Zellen des Knochenmarks und reagieren auf alle Störungen ähnlich empfindlich. Die mehrfach geteilten Zellen wachsen durch die Haarzwiebel und bilden einen neuen Haarschaft, der schließlich aus der Hautöffnung herauswächst. In kapillaren Blutgefäßen werden neue Nährstoffe herbeigeschafft und Schlacken abtransportiert. Sie sind also nicht nur Ernährer der »Haaranlage«, sondern dienen gleichzeitig auch der Entsorgung. In der Papille wird auch der Farbstoff Melanin produziert. Daher wächst die natürliche

■ Das einzelne Haar

Haardichte	150–200 Follikel/cm²
Haardurchmesser	0.1 mm
Wachstum pro Tag	0.3 mm
Wachstum pro Monat	1,0 cm
Lebensdauer	2–5 Jahre
Tragfähigkeit	100 g

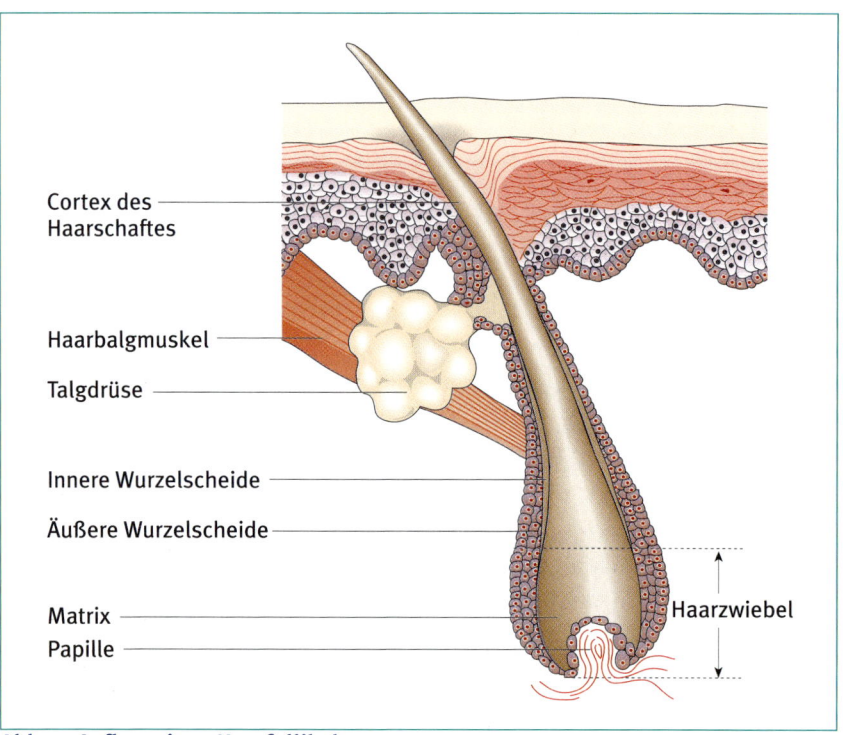

Cortex des
Haarschaftes

Haarbalgmuskel

Talgdrüse

Innere Wurzelscheide

Äußere Wurzelscheide

Matrix

Papille

Haarzwiebel

Abb. 4: Aufbau eines Haarfollikels
Illustration: Christiane und Dr. Michael von Solodkoff, Neckargemünd

Haarfarbe nach einer Haarfärbung immer wieder von unten nach. Färben lässt sich nur der Teil des Haares, der aus der Haut ragt. Die Wurzelscheide wird von Bindegewebe fest umschlossen, dem so genannten Haarbalg. Haarfollikel unterliegen genetischen und hormonellen Einflüssen.

> »Wie wunderbar, wie sonderbar,
> eine Welt allein für sich, das ist mein Haar.«
>
> Aus dem Songtext »Haar« von Die Ärzte

Am oberen Ende der Haarwurzel, also dicht unter der Hautoberfläche, sitzt die Talgdrüse, die das Haar ausreichend mit Fett versorgt. Der winzige Haaraufrichtemuskel sorgt dafür, dass der produzierte Talg aus der Drüse ausgestoßen werden kann. Dieser Muskel ist ebenfalls dafür verantwortlich, wenn uns die Haare „zu Berge" stehen. Besser noch als bei uns Menschen kann man die Arbeitsweise des Haaraufrichtemuskels bei Hunden und Katzen beobachten. Augenbrauen und Wimpern besitzen diesen Haarsträuber nicht.

Haar ist nicht gleich Haar – die unterschiedlichen Haartypen

In Abhängigkeit von Lebensalter und Körperstellen lassen sich drei verschiedene Haartypen unterscheiden:

Das Lanugohaar ist das Körperhaar des Fötus im Mutterleib. Es wird nach der Geburt durch Vellus- oder in manchen Fällen auch gleich durch Terminalhaar ersetzt. Lanugohaare sind farblos, kurz und weich und besitzen kein Mark.

Ebenfalls kurz, dünn und unpigmentiert sind Vellushaare (auch Wollhaare genannt). Sie sind oft nicht länger als zwei Zentimeter und bilden die Körperbehaarung bis zur Pubertät.

Terminalhaare schließlich sind dick, lang und entsprechend der Haarfarbe pigmentiert. Sie besitzen ein Haarmark. Bereits bei der Geburt findet sich diese Haarform auf Teilen des Kopfes, als Augenbrauen und Wimpern. Am Körper wird das Vellushaar mit Beginn der Pubertät Schritt für Schritt durch Terminalhaar ersetzt. Dann sind in den Achselhöhlen, im Genitalbereich und bei Männern im Bartbereich Terminalhaare zu finden.

> ■ **Wie viele Haare haben wir auf dem Kopf?**
>
> Durchschnittlich sind es 100 000 Haare.
> Bei Blonden 150 000
> Bei Schwarzhaarigen 110 000
> Bei Brünetten 100 000
> Bei Rothaarigen 75 000

Der Haarzyklus

Unsere Haare wachsen nicht kontinuierlich, sondern in jedem einzelnen Haarfollikel wechseln sich Phasen der Haarbildung, der Ruhe und der Rückbildung in rhythmischer Folge ab. Diese Rhythmik wird als Haarzyklus bezeichnet. Jeder Follikel folgt seinem eigenen Zyklus. Dieser ist gegenüber den Haarzyklen der benachbarten Follikel zeitlich versetzt: Die Haarproduktion erfolgt somit asynchron. Dieses Verhalten sorgt dafür, dass sich immer einige Haare in der Phase der Neubildung, andere in der Ruhephase befinden und wieder einige ausfallen. So kommt es beim

Die drei Lebensphasen eines Haares

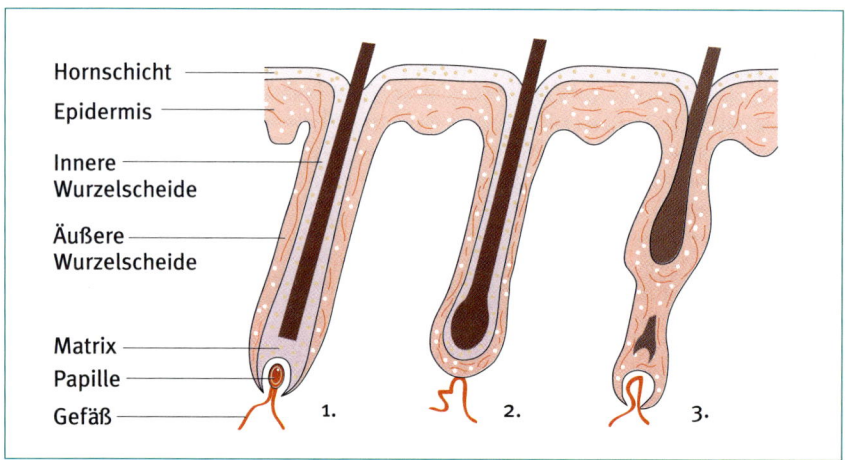

Abb. 5: Der Haarzyklus: 1. Wachstumsphase, 2. Übergangsphase, 3. Ruhephase
Illustration: Christiane und Dr. Michael von Solodkoff, Neckargemünd

Menschen nicht zu einer »Mauser«, wie dies bei einigen Tieren zu beobachten ist.

Ein Haarzyklus besteht aus drei Phasen, die sich ständig wiederholen:

1. Phase

Als Anagenphase bezeichnet man die Wachstumsphase. Ihre Dauer ist erblich vorgegeben und beträgt im Schnitt etwa 2 bis 6 Jahre. In der Regel befinden sich ca. 90 % unserer Haare in diesem Stadium. Die durchschnittliche Wachstumsgeschwindigkeit eines Anagenhaares beträgt ca. 1 cm im Monat. Bei etwa 80.000 Kopfhaaren werden somit täglich 25 – 30 Meter Haar neu gebildet. Demnach kann das einzelne Haar eine Länge von 25 cm bis 75 cm erreichen. Die maximale Haarlänge hängt in erster Linie von der erblich vorgegebenen Wachstumsphasendauer des einzelnen Menschen ab. Unsere Haare können somit niemals endlos weiterwachsen.

2. Phase

Die Katagenphase ist die Übergangsphase, in der sich das einzelne Haar etwa für zwei Wochen befindet. Jetzt kommt es zu Umbauvorgängen in der Haarwurzel. Das Haar wird in Richtung Kopfhautoberfläche verschoben. Bis zu 3 % unserer Haare sind in diesem Zustand.

3. Phase

Die Telogenphase ist die Ruhephase. Mit einer Dauer von 2–4 Monaten verbleiben ca. 18 % unserer Haare in diesem Ruhezustand. Während dieser Zeit wird die Verankerung des Haarschaftes immer lockerer, bis das Telogenhaar schließlich durch Einflüsse wie Kämmen, Bürsten oder Haarwäsche vollständig gelöst oder durch ein nachwachsendes Haar aus dem so genannten Follikelkanal herausgeschoben wird.

Während der Ruhephase findet kein Stoffwechsel mehr statt. Das Haar kann durch äußere Einflüsse, wie z. B. die Zufuhr von Vitaminen und Spurenelementen, nicht mehr beeinflusst werden.

■ Ammenmärchen über Haare

Um unser Haar ranken sich unzählige Mythen und Märchen. Viele von ihnen sind noch heute fest im Glauben der Menschen verankert.

Rasieren lässt die Haare schneller wachsen.
Die Stärke und die Wachstumsgeschwindigkeit verändern sich nicht. Bei der Rasur wird das Haar scharf abgeschnitten, so dass man beim Nachwachsen der Stoppeln das Gefühl hat, dass es fester ist.

Haare wachsen schneller durch Abschneiden.
Das Haarwachstum vollzieht sich in der Haut, an der Haarwurzel. Diese weiß nicht, ob oberhalb der Kopfhaut etwas abgeschnitten wurde.

Bei Vollmond geschnittene Haare wachsen kräftiger
Dass der Mond Einfluss auf unsere Haare hat und ein Haarschnitt bei Vollmond für kräftigere Haare sorgt, ist wissenschaftlich nicht bewiesen.

Männer mit Glatze sind potenter
Haare fallen nicht aus, weil zu viele männliche Hormone vorhanden sind, sondern weil die Haarwurzeln bei Männern auf DHT empfindlich reagieren.

Auch Menschen unterliegen einem Fellwechsel
Der Zyklus unserer Haare unterliegt hormonellen und erblichen Einflüssen. Dennoch meinen einige, dass es bei ihnen eine Umstellung von Sommer- auf Winterfell gibt. Dies hängt wohl damit zusammen, dass bei diesen Menschen der individuelle Haarzyklus zufällig synchron zu den Jahreszeiten verläuft.

Haarpflege

Was unsere Haare brauchen

Viel Schlaf, genügend Bewegung, ausreichend Flüssigkeitszufuhr, Verzicht auf Nikotin und eine ausgewogene Ernährung tun nicht nur der Haut, sondern auch den Haaren gut. Mineralstoffe zusammen mit ausreichender Zufuhr an Vitaminen, Proteinen, Kohlehydraten und Fetten sind eine wichtige Voraussetzung, um Haare gesund zu erhalten. Die in Pilzen und Brot enthaltene Pantothensäure und Biotin sorgen für volles, glänzendes Haar.

Haarpflege muss von innen kommen

Gesundes Haar erkennt man daran, wie gut es Licht reflektiert. Es glänzt von Natur aus bis in die Spitzen. Gesundes Haar ist schön! Doch dies kann nur dann erreicht werden, wenn die Oberfläche des Haares glatt ist, d. h. die Schuppen anliegen und nicht aufgeraut sind. Auch ein Fisch schillert, weil seine Schuppen das Licht widerspiegeln.

Die Supermarktregale bieten uns Unmengen verschiedenster Haarshampoos, Pflegespülungen, Haarkuren, Gels und viele weitere Produkte. Die Kosmetikindustrie ist ein boomender Markt, der ständig neue, verbesserte Haarpflegeprodukte anbietet. Da fällt die Auswahl schwer. Welches Produkt ist das richtige? Was tut meinem Haar gut? Was schadet ihm?

Das Shampoo

Shampoo ist dazu da, die Haare zu reinigen – sonst nichts. An die versprochene Pflegewirkung sollten Sie keine zu hohen Ansprüche stellen.

■ Was unsere Haare wofür brauchen

Biotin	für eine bessere Struktur des Haares und seidigen Glanz
Cystin	für eine glatte, geschmeidige Struktur
Gelatine	für eine allgemeine Kräftigung
Keratin	für gute Zellbildung
Kieselerde	für gesundes, glänzendes Aussehen
Östrogene	für Kraft und Vitalität
Panthenol	bei trockenem und brüchigem Haar
Zink	für das Immunsystem

Haare sollten mindestens ein- bis zweimal pro Woche gewaschen werden. Es spricht auch nichts gegen eine tägliche Wäsche – vorausgesetzt, man verwendet milde Shampoos.

Grundsätzlich kann man sagen: Je milder ein Shampoo ist, umso schonender reinigt es die Haare. Ein gutes Shampoo erkennt man nicht an der Menge des Schaums. Entscheidend ist, wie leicht sich das Haar nach dem Waschen auskämmen lässt und wie geschmeidig es sich anfühlt. Wenn Ihnen die Entscheidung schwer fällt, informieren Sie sich bei der Stiftung Warentest, die regelmäßig Shampoos und andere Pflegeprodukte für Haare testet.

Viele Jahre lang war Seife der Hauptbestandteil von Shampoos. Damit waren entscheidende Nachteile verbunden. Seife hatte keinen Einfluss auf hartes Wasser und legte sich wie ein Film auf die Haare, der nur schlecht zu entfernen war.

Daher konzentrierte sich die Entwicklung von Haarpflegeprodukten in den letzten Jahrzehnten vor allem auf eine Verbesserung der Qualität. Dabei sollen Shampoos vor allem Haare und Kopfhaut reinigen, während Konditioner dafür sorgen, dass das Haar nach der Wäsche leicht zu kämmen ist, mehr Volumen erhält und sich in trockenem Zustand nicht elektrisch auflädt.

■ **Inhaltsstoffe von Shampoos u. a.:**

- Tenside
- Silikone
- Panthenol
- Wachse
- Schaumverstärker
- Konsistenzgeber
- Konservierungsmittel
- Antioxidanzien
- Lösungsvermittler
- Parfümöle
- Farbstoffe

Hauptbestandteil heutiger Shampoos sind Tenside. In Verbindung mit Wasser erzeugen sie die eigentliche Reinigungswirkung. Darüber hinaus dienen sie auch als Verdickungsmittel und Emulgatoren. Tenside können die Oberflächenspannung von Wasser senken. Die Tensidmoleküle umschließen den Schmutz, der dann vom Wasser weggespült wird.

Die Weiterentwicklungen der Shampooforschung haben dazu geführt, dass wir uns heute öfter die Haare waschen, als dies noch vor wenigen Jahrzehnten der Fall war. Moderne Shampoos sind High-Tech-Produkte. Vom Konzept bis zum fertigen Produkt im Verkaufsregal vergeht mitunter mehr als ein Jahr. Neben den Waschsubstanzen sind eine Vielzahl von Inhaltsstoffen enthalten, die man entsprechend ihrer Funktion wie folgt klassifizieren kann:

- Reinigungsbestandteile sollen Schmutz und Fett aus Haar und Kopfhaut entfernen.
- Pflegebestandteile schützen das Haar und erfüllen je nach Art des Shampoos bestimmte Funktionen (Beispiel: Antischuppenshampoo).
- Zusatzstoffe sorgen unter anderem dafür, das Wasser zu enthärten.
- Konservierungsstoffe bekämpfen schädliche Mikro-Organismen.
- Ästhetische Zusatzstoffe sorgen für Glanz und Duft.

Bis zu 30 verschiedene Bestandteile sind in einem Shampoo enthalten. Mit den Bezeichnungen vieler dieser chemischen Stoffe kann der Laie nur wenig anfangen. Kein Wunder: Eigens für die Haarpflege kreiert die Industrie ständig neue chemische Verbindungen. Die grundlegenden Inhaltsstoffe der verschiedenen Produkte sind jedoch sehr ähnlich, so dass ein höherer Preis nicht zwangsläufig auch bessere Qualität bedeuten muss. Wichtig ist, dass man das zum Haartyp passende Shampoo verwendet. Denn was für den einen Kopf eine Wohltat ist, muss dem anderen nicht unbedingt gut tun.

Für Allergiker ist es ratsam, Produkte zu meiden, auf die man mit Hautreizungen reagiert. Seit 1997 müssen in der Europäischen Gemeinschaft auf den Verpackungen für Shampoos alle Inhaltsstoffe angegeben werden. Damit haben die Verbraucher die Möglichkeit zu überprüfen, ob sie unter Umständen gegen einen der Inhaltsstoffe allergisch reagieren. In solchen Fällen steht für die Haarwäsche auch eine Reihe von medizinischen Basis-Shampoos ohne Duft-, Farb- und Konservierungsstoffe zur Verfügung.

Je milder ein Shampoo, desto schonender

Der pH-Wert eines Shampoos hat grundsätzlich keinen Einfluss auf den Reinigungseffekt. Die meisten Shampoos sind leicht sauer bis (haut-)neutral (pH-Wert = 5,5). Höhere pH-Werte können leicht den Säureschutzmantel der Haut zerstören. Das Shampoo sollte nach Möglichkeit frei von Dioxan, Formaldehyd und Natriumlaurylsulfat sein. Da unsere Haare unter der Einwirkung von warmem Wasser aufquellen, ist es wichtig, dass Sie die Haare anschließend gut mit kaltem Wasser ausspülen, damit die dünne Außenhaut des einzelnen Haares den Haarschaft wieder fest umschließen kann.

Spezialshampoos

In Schuppenshampoos kommen häufig milde, antimikrobielle Substanzen, wie Selendisulfid oder Zinkpyrithion mit einem breiten Wirkungs-

■ **Tipps für die richtige Haarwäsche**

- Vor der Haarwäsche Reste von Haarspray gründlich ausbürsten.
- Am besten nur alkalifreie Markenshampoos mit haarpflegenden Substanzen verwenden.
- Shampoo verdünnen – Die meisten Shampoos sind hoch konzentriert. Besser und billiger ist es, sie zu verdünnen. Außerdem verteilt sich verdünntes Shampoo erheblich leichter im Haar. Das Shampoo dazu in eine leere Flasche geben, so dass der Boden bedeckt ist. Mit warmem Wasser (ca. 50 Milliliter) auffüllen und gut durchschütteln.
- Bei normaler Verschmutzung genügt es, die Haare einmal einzuschäumen.
- Lauwarmes Wasser ist für die Haarwäsche besser geeignet als heißes.
- Das Shampoo sollte mindestens eine Minute lang ausgespült werden, um Reizungen der Kopfhaut zu vermeiden.
- Nach der Haarwäsche empfiehlt sich besonders bei langem Haar eine Spülung, damit das Haar kämmbarer wird. Die Spülung gleichmäßig verteilen und anschließend gründlich auswaschen.
- Bei Verwendung einer Haarkur besser auf die Spülung verzichten. Sonst wird das Haar zu schwer.
- Sie sollten Ihre Haare nicht mit einem Handtuch trocken rubbeln. Legen Sie ein Frottiertuch um den Kopf und klopfen Sie die Haare vorsichtig trocken.
- Beim Auskämmen Nester zunächst vorsichtig mit den Fingern auseinanderziehen. Fangen Sie mit den Spitzen an und arbeiten Sie sich langsam nach oben zum Haaransatz durch. So können Sie ein schädliches Reißen an den Haaren vermeiden.

spektrum gegen Pilze und Bakterien, zum Einsatz. Aus diesem Grund sollten solche Antischuppenshampoos nur in Absprache mit einem Arzt nach sorgfältiger Diagnose der Probleme von Haaren und Kopfhaut angewendet werden. Antischuppenshampoos zeigen oft erst nach drei- bis vierwöchiger Anwendung eine erste Wirkung. Daher müssen sie mit Ausdauer angewendet werden. Wenn dennoch keine Besserung eintritt, sollten Sie einen Arzt aufsuchen.

Shampoos gegen fettiges Haar reduzieren in der Regel nicht die Fettproduktion, da dieser Mechanismus von innen gesteuert wird.

Haarkuren und -spülungen

Erwarten Sie keine Wunder von einer Haarkur. Wenn Ihr Haar einmal geschädigt ist, lässt es sich nicht mehr von außen reparieren. Die Schicht, die sich laut Werbung schützend um das Haar legt, existiert nicht. Normales Haar braucht keine Spülungen und keine tausend verschiedenen Produkte für Problemlösungen.

Haare färben

Heutzutage ist es ein Kinderspiel, sich eine neue Haarfarbe zuzulegen. Dabei stehen dem Anwender zwei Möglichkeiten zur Verfügung:

- Das Färben
- Das Tönen

Tönungen und Haarfarben lassen sich sehr einfach unterscheiden: Tönungen bestehen nur aus einer Komponente. Färbemittel aber setzen sich immer aus zwei Komponenten zusammen. Die Farbpigmente erhalten erst ihre Farbe im Inneren des Haares.

Tönen ist sanfter als Färben

Gefärbt werden Haare mit Oxidationsfarben, die das Keratin im Haar angreifen. Im Unterschied zum Tönen werden beim echten Färben die Pigmente ins Haarinnere eingelagert und dauerhaft fixiert. Meist wird hierzu Ammoniak verwendet, das die äußere Schuppenschicht aufweicht. Wasserstoffperoxid bleicht die natürlichen Haarpigmente. Eine solche Haarfarbe sitzt also im Haar fest. Ist man mit dem Ergebnis nicht zufrieden, so bleibt der Weg zurück zumindest für einige Zeit versperrt. Die Farbe muss erst langsam wieder herauswachsen, wenn das Haar in seiner natürlichen Farbe aus der Kopfhaut hervortritt. Der dadurch entstehende Zweifarben-Effekt ist sehr unschön. Außerdem verliert das Haar an Elastizität. Ob die wichtigsten Grundstoffe der Oxidationsfarben, die aromatischen Diamine und Aminophenole, tatsächlich Krebs auslösen können, lässt sich nicht beweisen. Bisherige Untersuchungen kommen zu widersprüchlichen Ergebnissen.

Klassische Tönungen sind wesentlich schonender und einfacher zu handhaben. Sie gehören zu den auswaschbaren Haarfärbungen. Tönungen bestehen aus Farbstoffen, die sich an die äußeren Schichten des Haares anlagern und sich mit der natürlichen Farbe mischen. Die Tönung ist eine Färbung auf Zeit. Nach fünf bis zehn Haarwäschen verschwindet die Farbe wieder. Je geringer die Haltbarkeitsdauer, umso stärker wird Ihr Haar geschont. Allerdings können die Farbpigmente und die beigemischten Zusatzstoffe einer Tönung zu allergischen Reaktionen auf der Kopfhaut führen. Wenn Sie vermuten, dass Sie auf Substanzen allergisch reagieren, sollten Sie von einem Hautarzt einen Allergietest durchführen lassen.

Produktbezeichnungen wie »Intensiv-Tönung« oder »Pflege-Intensiv-Tönung« sind nur leere Worthülsen, mit denen die Hersteller ihren chemischen Produkten den Charakter eines Pflegeproduktes verleihen wollen. Auch Naturfarbstoffe wie Henna können grundsätzlich Allergien hervorrufen. Machen Sie selbst einen Allergietest. Rühren Sie eine kleine Menge Henna an und streichen Sie sie auf die Innenseite des Unterarms. Decken Sie die Stelle mit einem Pflaster ab. Wenn sich nach 24 Stunden Reizungen zeigen, sollten Sie auf eine Färbung mit Henna verzichten.

Auch bei Henna ist Vorsicht geboten

Künstliche Locken

Wenn man die Haarstruktur verändern will, muss man die Proteinketten der Haare aufbrechen. Heute wird dafür in den meisten Fällen Essigsäure verwendet. Die Spannung des Haares lässt nach und die Proteinketten passen sich mühelos den Lockenwicklern an. Zum Fixieren der Locken wird oft Wasserstoffperoxid eingesetzt.

Die Folge ist, die Haarfarbe wird aufgehellt. Das Haar verliert seine Festigkeit und Spannkraft. Darüber hinaus kann es zu allergischen Reaktionen kommen. Empfindliche Menschen sollten auf die künstliche Lockenpracht besser verzichten.

> »Ich will es lang und liegend, fliegend,
> bürstenborstig, rabenhorstig,
> ruppig, schuppig, struppig,
> zopfig, eisenherzig,
> bubiköpfig oder voll Konfetti,
> hemmungslos verludert,
> hemmungslos geölt,
> gepudert, löwenmähnig,
> strähnig wie Spaghetti.«
>
> Aus dem Songtext »Haar« von Die Ärzte

Alle Methoden, die dazu eingesetzt werden, die Struktur der Haare zu verändern, vergewaltigen letztlich die subtile Konstruktion des einzelnen Haares. Überlegen Sie sich gut, ob Sie für einen zeitweisen Modestil Ihren Haaren Gewalt antun wollen. Ein verantwortungsbewusster Frisör wird Ihnen bei vorgeschädigtem oder empfindlichem Haar von einer Dauerwelle abraten. Wenn Sie an Haarausfall leiden und Wert darauf legen, die verbliebenen Haare zu behalten, sollten Sie generell auf alles verzichten, was das Haar zu stark beansprucht. Erlaubt sind nur schonende Verfahren.

Außerdem gibt es mittlerweile entsprechende Hilfsmittel, so dass auch Menschen mit empfindlichen Haaren nicht auf den neuesten Modestil verzichten müssen. Falsche Strähnchen in allen Farben können unsichtbar am Haaransatz mit einem Clip befestigt werden. Farbiges Haarmascara für einen Abend lässt sich mühelos mit der nächsten Wäsche wieder aus dem Haar entfernen.

Was man noch tun kann, um die Haare zu schonen

Tägliche Kopfhautmassage fördert die Durchblutung

Die Durchblutung der Kopfhaut trägt wesentlich zur Gesunderhaltung der Haare bei. Eine tägliche Bürstenmassage mit leicht kreisenden Bewegungen, ohne die Haut zu reißen, genügt. Am besten sind hierfür Naturborsten geeignet, da sie die Kopfhaut nicht kratzen und die Haare nicht beschädigen. Die Blutzirkulation sollte nicht durch eng anliegende Hüte oder Ähnliches behindert werden.

Es gibt viele Dinge, die wir tagtäglich unseren Haaren zumuten. Beachtet man jedoch ein paar einfache Verhaltensmaßregeln, lassen sich größere Schädigungen meistens vermeiden.

Luft, Sonne, Wasser, die gesamte Umwelt strapazieren unsere Haare jeden Tag. Die richtige Haarpflege wird durch Produkte möglich, die zu Ihrem Haar passen. Holen Sie sich Rat bei Ihrem Haartechniker. Dies ist ein treffenderer Ausdruck für den Frisör. Nur Frisuren zu stylen reicht heutzutage nicht mehr aus. Technik und Wissen sind gefragt, sowohl in medizinischer als auch in kosmetischer Hinsicht. Daher gehören Anatomie und Physiologie des menschlichen Körpers zum Lehrplan des Frisörhandwerks.

Schädigungen brauchen lange, bis sie ihre Wirkung zeigen

Der schlimmste Feind unserer Haare sind zweifellos wir selbst. Im Laufe seines Lebens muten wir dem Haar unzählige Färbungen, Tönungen, Lockenwickler, Brennstäbe und vieles mehr zu. Wenn Haare Schädigungen aufweisen, dann liegen die Ursachen oft lange zurück. Neue Pflegeprodukte müssen her, um den selbst hervorgerufenen Zustand wieder zu beseitigen. Wir begeben uns also freiwillig in einen Teufelskreis!

Praktische Haartipps

- Beim Wickeln sollten Sie darauf achten, dass Sie die Enden der Haare nicht knicken.
- Haarspangen oder Gummis, die Haare verletzen oder sogar ausreißen, sollten Sie aus Ihrem Kosmetikschrank verbannen.
- Auch Toupieren tut Ihren Haaren nicht gut.
- Meerwasser und chlorhaltiges Wasser im Schwimmbad sollten Sie durch eine schonende Wäsche sofort wieder aus dem Haar entfernen.
- Regelmäßiges Bürsten reinigt Haare und Kopfhaut. Unsere Kopfhaut scheidet nämlich nicht nur Fett, sondern auch Mineralsalze und Stoffwechselprodukte aus, die die Hautporen verstopfen.
- Falsches Bürsten schadet dem Haar oft mehr als es nützt. Benutzen Sie einen groben Kamm mit glatten Zinken ohne scharfe Kanten, die das Haar nicht verletzen können.
- Am besten sind Hornkämme, da sie aus haarähnlichem Material, dem Keratin, bestehen. Mit einem Hornkamm können Sie die elektrostatische Aufladung Ihrer Haare vermeiden. Allerdings sind diese Kämme recht teuer und empfindlich gegenüber Hitze und Chemikalien. Auf jeden Fall verzichten Sie bitte Ihren Haaren zuliebe auf einen Kunststoffkamm. Die Zähne solcher Kämme besitzen oft an den Innenseiten feine Längsnähte, die die Haaroberfläche stark schädigen. Außerdem sind diese Zähne zu spitz und zu scharfkantig.
- Wer trotz aller Warnungen viel Chemie ins Haar einbringt, sollte auf einen Hartgummikamm zurückgreifen, der in der Regel chemikalienfest ist. Außerdem weisen die Zinken dieser Kämme keine scharfen Kanten auf.
- Auch bei Bürsten gibt es Unterschiede. Am besten geeignet sind synthetische Borsten mit ihrer glatten Oberfläche, die die Haare schont. Sie sind auch hygienischer. Achten Sie auf gute Qualität.
- Vergessen Sie nicht, dass sich in Kamm, Bürste und Lockenwickler Keime und Bakterien ansiedeln können. Sie müssen regelmäßig gereinigt werden.
- Ständiges Färben und Dauerwellen führt unweigerlich zu einer Schädigung der Haarstruktur, insbesondere bei feinem Haar.

Eine Haarpflege, die ausschließlich von außen erfolgt, ist ohne eine Unterstützung von innen nicht effektiv. Kopfhaut und Haarwurzeln leben. Die Haare selbst sind tot. Grundsätzlich kann man sagen, dass Menschen mit empfindlicher Haut in der Regel auch pflegebedürftige Haare haben. In diesem Fall sollte man sich genauestens über die Inhaltsstoffe der jeweiligen Pflegeprodukte informieren.

Wie man kleine alltägliche Haarprobleme in den Griff bekommt

Etwa 60% der Bevölkerung haben Probleme mit ihren Haaren. Bereits bei den ersten Anzeichen von Spliss, Fett, Schuppen & Co. brechen viele in Panik aus. Doch diese Probleme bekommt man recht schnell in den Griff, wenn man ein paar grundlegende Regeln beachtet.

Spliss

Spliss entsteht durch falsche Behandlung

Beim Spliss sind die äußeren Schuppen des Haares aufgeraut. Die Haarenden spalten sich. Spliss entsteht meist durch falsche Behandlung der Haare. Zu kräftiges Bürsten und Kämmen in nassem Zustand schädigt die empfindliche Außenhaut des Haares. Auch das ständige Aufstoßen der Haarspitzen auf Kragen oder Schultern kann dazu beitragen, dass die Haarenden ausfransen. Hier hilft oft der richtige Haarschnitt mit der passenden Länge. Besonders sollten Sie jedoch auf folgende Dinge achten:

- nach dem Waschen die Haare vorsichtig von den Spitzen an aufwärts mit einem grobzinkigen Kamm entwirren,
- übermäßige Hitzeeinwirkung von Fön und Lockenstab vermeiden,
- Salz- und Chlorwasser stets gründlich ausspülen,

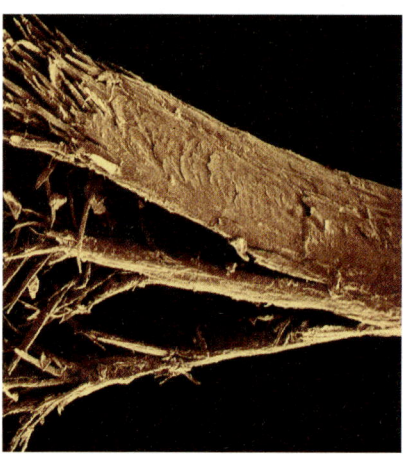

Abb. 6: Durch Spliss gespaltene Haarspitze

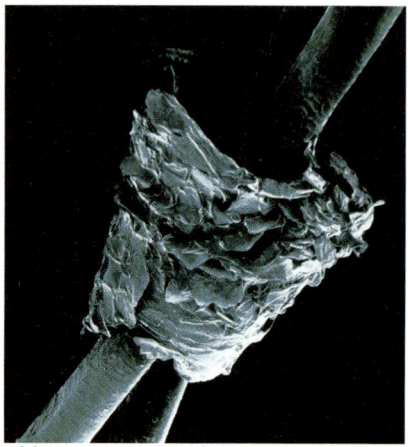

Abb. 7: Haar mit Schuppe

Mikrofotos: medicalpicture/Kage

- Haare vor extremer Sonnenbestrahlung (auch in Solarien!) schützen,
- nur Gummibänder benutzen, die mit Stoff oder Ähnlichem verkleidet sind,
- chemische Behandlung (Dauerwellen, Färben etc.) reduzieren und möglichst vom Fachmann durchführen lassen.

Schuppen

Die Zellen der menschlichen Haut sind einem ständigen Teilungsprozess unterworfen. Etwa alle vier Wochen werden neue Hautzellen produziert. Alte Zellen wandern an die Hautoberfläche und verhornen dort. In der Regel bemerken wir diesen Prozess gar nicht. Nur wenn diese verhornten Zellen zu Hunderten verkleben, werden sie für das menschliche Auge als einzelne Schuppe sichtbar.

Doch was ist zu tun, wenn die Schuppen lästig werden?

- Auf jeden Fall sollten Sie zunächst den Wechsel des Shampoos versuchen und nach Möglichkeit Ihre Ernährungsgewohnheiten umstellen.
- Angebracht ist ein Shampoo, das Selendisulfid oder Kohlenteerprodukte enthält. Mithilfe dieser Inhaltsstoffe bekommen Sie Schuppenprobleme schnell in den Griff.
- Allerdings ist darauf zu achten, dass man in diesem Fall die Haare nur etwa jeden dritten Tag wäscht.
- Nach Möglichkeit auf das Trocknen mit Heißluft ganz verzichten.

Schuppen kann man in den Griff bekommen

Bei stärkerer Schuppenbildung mit auftretendem Juckreiz ist ein Arzt aufzusuchen, der nach den Ursachen forschen kann. Möglicherweise ist eine Entzündung der Kopfhaut dafür verantwortlich, dass die Hautzellen schneller absterben. Eine Schädigung der Haut ist oft Folge einer unbe-

▬ Juckreiz der Kopfhaut

- Auch wenn es juckt, sollten Sie vermeiden, die Kopfhaut durch Kratzen zu verletzen. Dadurch entstehen Narben. Und auf Narben wächst kein Haar mehr.
- Stressabbau und Entspannung können helfen.
- Die Pflege von Haaren und Kopfhaut sollte möglichst reizarm sein.
- Wie oft Sie die Haare waschen, hängt davon ab, ob Sie eher zu fettigem oder trockenem Haar neigen.

handelten Kopfhautseborrhöe – eine Erkrankung, die unbedingt in die Hand eines erfahrenen Dermatologen gehört.

Trockenes Haar

Trockenes Haar verträgt keine Hitze

Trockenes Haar entsteht meist durch Überbeanspruchung, z. B. durch zu heißes Fönen oder zu intensive Sonneneinstrahlung. Auch der häufige Besuch eines Sonnenstudios kann Ihre Haare strapazieren. Längere Haare sind stärker gefährdet als kurze. Schonender als der Heißluftfön ist das natürliche Trocknen an der Luft. Wenn die Spitzen der Haare einmal ausgetrocknet sind, hilft nur noch Abschneiden.

Bei extrem trockenem Haar ist eine Überprüfung der Pflegeprodukte angebracht. Eventuell ist ein mildes Babyshampoo in diesem Fall günstiger. Die Talgproduktion kann durch eine leichte Massage der Kopfhaut angeregt werden.

Fettiges Haar

Über fettiges Haar klagen die meisten Menschen. Fett ist wichtig, um das Haar geschmeidig zu halten. Bei jeder Bewegung des Haares sondert die Talgdrüse geringe Mengen Fett ab. Das ist durchaus normal und hat seinen Sinn. Eine übermäßige Fettproduktion hingegen bedarf besonderer Aufmerksamkeit.

Bei fettigem Haar ist die Kopfhautmassage unbedingt zu vermeiden, denn es wird bereits genug Talg produziert. Enge Kopfbedeckungen und häufiges Bürsten begünstigen die Einfettung des Haares in seiner gesamten Länge.

Wenn die entsprechenden Vorsichtsmaßnahmen und die Behandlung mit einem milden Shampoo keine Besserung bringen, sollten Sie einen Hautarzt aufsuchen. Dann besteht die Möglichkeit, dass es sich um eine so genannte ölige Seborrhöe handelt.

Die Ansammlung von größeren Fettmengen auf der Kopfhaut bietet außerdem einen idealen Nährboden für Bakterien und Pilze. Bei stark fettenden Haaren kann es zur Bildung von öligen Schuppen kommen, die noch unangenehmer sind als die trockene Form. Fettige Schuppen kleben in Haaren und Kleidung und sind schlecht zu entfernen.

Auch die Hormone können eine Rolle spielen. Androgene fördern die Talgproduktion, während Östrogene einen hemmenden Einfluss haben. Eine ölige Seborrhöe kann also auf eine Störung im Hormonhaushalt hindeuten. Aber auch Stressfaktoren, Witterungsverhältnisse und Erbfaktoren kommen in Betracht.

Grundlegende Störungen können die Ursache für fettiges Haar sein

Ob Schuppen, fettiges oder trockenes Haar – diese Erscheinungsformen können zusammen mit der einen oder anderen Form von Haarausfall auftreten. Sie sind jedoch niemals die Ursache dafür.

Dünnes Haar

Viele Frauen, aber auch Männer klagen über zu dünnes Haar. Meist ist das einzelne Haar sehr fein, oder die Gesamtzahl der vorhandenen Kopfhaare ist zurückgegangen. Wenn dem Haar die gewünschte Fülle fehlt, kann ein guter Frisör mit dem richtigen Haarschnitt wieder zu einer flotten Frisur mit Volumen verhelfen.

Die richtige Frisur

Wenn die Haare dünn werden, müssen Sie nicht gleich zu Medikamenten greifen. Mit einem guten Haarschnitt können Sie auf dem Oberkopf oder im Bereich des Hinterkopfes mehr Volumen vortäuschen. Frauen mit diffusem Haarausfall kann ein erfahrener Frisör helfen, die Lichtungen im Scheitelbereich gekonnt zu verdecken. Nicht immer muss man gleich zu Perücke oder Haarintegrationen greifen. Der richtige Schnitt kann auch bei Männern mit beginnender Stirnglatze von den Geheimratsecken ablenken.

Richtiger Haarschnitt bei zu dünnem Haar wirkt Wunder

Mehr Haarvolumen lässt sich auch durch die richtige Technik beim Bürsten erzielen. Dabei bürsten Sie die Haare mit einer möglichst weichen Bürste mehrmals von vorn nach hinten, dann vom Haaransatz zu den Haarspitzen, also praktisch vom Kopf weg. Anschließend können Sie die Haare mit einem groben Kamm wieder in Form bringen.

Warum Haare grau werden

Ob wir rote, braune, schwarze oder blonde Haare tragen, ist durch unsere Gene festgelegt. Wie aber kommt es, dass unsere Haare im Alter grau und später gar völlig weiß werden?

US-amerikanische Wissenschaftler haben versucht, diese Frage zu beantworten. Seit langem ist bekannt, dass unsere Haare nicht an Farbe verlieren, sondern mit zunehmendem Alter immer mehr Haare ohne Färbung nachwachsen. Diese sind weiß, und je mehr sich unter ihnen solche mit ursprünglicher Haarfarbe befinden, desto stärker erscheint das Haar »grau«.

Melanin bringt die Farbe ins Haar

Die Schuld daran, dass die Haare nicht mehr ausreichend mit dem für die Haarfarbe verantwortlichen Melanin versorgt werden, tragen die Melanozyten. Diese Zellen befinden sich in Teilen der Oberhaut. Sie produzieren den Farbstoff Melanin und färben damit die Zellen der Haarwurzel ein, aus der das Haar wächst. Für diesen Prozess benötigen sie ein bestimmtes Enzym, die Tyrosinase. Mit zunehmendem Alter produziert der Mensch jedoch immer weniger von diesem Enzym. Die logische Folge ist, dass immer weniger Haare Farbe erhalten.

Doch es gibt unzählige Beispiele dafür, dass graue Haare nicht nur eine Frage des Alters sind. Warum werden manche Menschen schon in jungen Jahren grau?

Wann wir grau werden, bestimmen die Gene

Die Forscher fanden heraus, dass offenbar ein weiterer Faktor den genauen Zeitpunkt für das »Ergrauen« bestimmt. Bei Versuchen an Mäusen wurde festgestellt, dass es nur eine begrenzte Zahl von Stammzellen für die Ausbildung von Melanozyten gibt. Sind diese aufgebraucht, werden keine Melanozyten mehr produziert. Es können also keine gefärbten Haare mehr nachwachsen. Damit konnte bewiesen werden, dass jedem Einzelnen von uns in die Wiege gelegt ist, wann unsere Haare grau werden. Das Ergrauen ist also ein natürlicher Prozess, der bei dem Einzelnen früher oder später einsetzt.

Der normale Alterungsprozess unserer Haare beginnt etwa mit dem 30. Lebensjahr. Die genauen Abläufe sind noch unbekannt.

Frühzeitiges und plötzliches Ergrauen kann durch schwere Erkrankungen oder Fieber hervorgerufen werden. Von einem »Ergrauen über Nacht« wird immer wieder berichtet. Thomas Morus soll in der Nacht vor seiner Hinrichtung plötzlich ergraut sein. Dabei scheinen die Haare jedoch nicht auf einmal an Farbe zu verlieren. Vielmehr fallen alle pigmentierten (also farbigen) Haare mit einem Schub aus. Übrig bleiben die farblosen Haare. Der Haarschopf scheint über Nacht weiß geworden.

Haarpflege im Alter

Mit zunehmender Lebenserwartung spielen auch bei älteren Menschen Haare und Frisur eine wichtige Rolle. Das Bedürfnis, seine Haare zu pflegen, endet nicht jenseits der sechzig. Allerdings sollten ältere Menschen berücksichtigen, dass ihre Haut empfindlicher auf Reizungen reagiert und die Haare an Festigkeit verlieren. Jetzt ist es besser, auf besonders milde Shampoos (z. B. Babyshampoos) zurückzugreifen, da sie hautverträglicher und schonender sind. Auch bei Dauerwellen und Färbungen sollte man sanfte Methoden bevorzugen.

Haare im Alter brauchen besonders schonende Pflege

Wenn die Haare ausfallen

Warum Haare ausfallen

Unsere Haare bestimmen das äußere Erscheinungsbild. Daher beobachten wir uns ganz genau, wenn wir an der Kleidung oder auf dem Kopfkissen am Morgen vermehrt ausgefallene Haare feststellen. Besonders bei jüngeren Männern und Frauen ist die Panik oft groß, wenn der Eindruck entsteht, dass man plötzlich mehr Haare verliert als bisher.

Es besteht jedoch kein Grund, beim Anblick von ausgefallenen Haaren im Waschbecken oder auf der Kleidung gleich an das Schlimmste zu denken. Wenn Haare ausfallen, so ist dies zunächst ein ganz natürlicher Vorgang. Unsere Haare durchlaufen eine Wachstumsphase, eine Übergangsphase und eine Ruhephase. Dann fallen sie aus und machen neuen Haaren Platz.

Bis zu 100 Haare täglich sind normal

Erst wenn sich mehr als 20 Prozent aller Haare in dieser Endphase befinden, spricht man von einem krankhaften Haarverlust. Die Mediziner nennen dies dann Alopezie (auch alopecie oder alopecia).

Normal ist ein Verlust von bis zu 100 Haaren am Tag. Erst wer mehr als 80–100 Haare täglich verliert, leidet an Haarausfall, der über das normale Maß hinausgeht. Eine erste Diagnose können Sie ganz einfach selbst stellen, indem Sie über einen Zeitraum von zwei bis drei Wochen täglich die ausfallenden Haare zählen. Oft stellt sich dabei heraus, dass sich der Haarverlust durchaus im Normbereich bewegt. Wenn es sich tatsächlich um mehr Haare handelt, sollten Sie einen Hautarzt aufsuchen. Dann leiden Sie an einer Alopezie.

> ■ **Wie man selbst feststellen kann, ob man an Haarausfall leidet**
>
> • Zählen der täglich ausfallenden Haare – Tipp: Ein guter Indikator sind die Haare, die nach dem Duschen im Ausguss landen oder nach dem Bürsten im Kamm hängen bleiben.

Haarkrankheiten sind sehr unterschiedlich. Zunächst unterscheidet man zwischen dem vermehrten Haarausfall und der Alopezie. Doch auch Veränderungen am Haarschaft und an der Kopfhaut zählen zu den Haarerkrankungen. Es gibt Haarveränderungen, die meist durch chemische Einflüsse hervorgerufen werden. Pilzerkrankungen, Haar- und Kopfhautschäden können auf eine Vergiftung oder eine Allergie zurückzuführen sein.

Haarausfall ist also nicht gleich Haarausfall. Die verschiedenen Formen unterscheiden sich durch ihr Erscheinungsbild und durch ihre Ursachen.

■ Mögliche Ursachen von Haarausfall

- Fehlfunktion der Schilddrüse
- Körperlicher oder seelischer Stress
- Zink- oder Eisenmangel
- Störung des Immunsystems
- Chronische Erkrankungen
- Infektionen
- Operationen unter Vollnarkose
- Bestimmte Medikamente
- Genetische Veranlagung
- Drüsenerkrankungen bzw. -störungen
- Internistische Erkrankungen
- Mangelzustände
- Bei Frauen: Schwangerschaften, Menopause etc.
- Vergiftungen
- Hauterkrankungen

■ Hauptgruppen von Haarausfall und ihre Unterschiede

Androgenetische Alopezie	• typisches Muster bei Mann und Frau
	• Ausdehnung unterschiedlich
	• Haarfollikel erhalten
Diffuse Alopezie	• nicht scharf umgrenzter Haarausfall
	• Ausdehnung unterschiedlich
	• Haarfollikel grundsätzlich funktionsfähig
Umschriebene Alopezie	• örtlich begrenzter Haarausfall
	• Ausdehnung unterschiedlich stark
	• Haarfollikel funktionsfähig
Narbige Alopezie	• örtlich begrenzter Haarausfall
	• Ausdehnung unterschiedlich
	• Haarfollikel zerstört

Oftmals handelt es sich um vorübergehenden Haarverlust, der keiner weiteren Behandlung bedarf. Dies ist beispielsweise bei dem als harmlos einzustufenden Haarausfall bei Frauen nach der Geburt eines Kindes der Fall. Nach einigen Wochen wachsen oft von allein wieder neue Haare nach.

Die Formen und Ursachen von Haarausfall sind insgesamt sehr unterschiedlich. Im Wesentlichen unterscheidet man zwischen zwei großen

■ **Haarausfall kann entstehen,**

- weil die Bildung neuer Haare blockiert wird,
- weil sich die Phasen des Haarwachstums verschoben haben
- oder weil die Haarfollikel zerstört wurden

Gruppen. Bei der reversiblen, d. h. der behebbaren Form wird die Produktion neuer Haare nur vorübergehend eingestellt, so dass Haare ausfallen ohne Nachschub von neu nachwachsenden Haaren. Der irreversible Haarausfall hängt fast immer mit einer teilweisen oder völligen Zerstörung der Haarbildungsstätten in der Kopfhaut zusammen.

Vor einer Behandlung von Haarausfall sollte daher stets die genaue Diagnose erfolgen.

Es gibt auch Haarveränderungen, die angeboren sind. Dabei handelt es sich in den meisten Fällen um Veränderungen am Haarschaft. Gedrehte Haare, Spindelhaare, Ringelhaare sind Krankheitsbilder, die in die Hände eines Haarspezialisten gehören.

Der genetisch bedingte Haarausfall beim Mann

Drei Viertel aller Männer leiden an Haarausfall. Allein Hamburgs Männer verlieren täglich 86 762 500 Haare. Dies fand die Initiative ProHaar heraus. Eine Woche lang wurden die verlorenen Haare in einem Glascontainer in der Hamburger Innenstadt gesammelt.

Früher oder später kommt wohl kaum ein Mann „ungeschoren" davon. Bei jedem dritten Mann in Deutschland beginnt der Kahlschlag bereits vor dem 30. Lebensjahr.

»Wirst du mich noch lieben, wenn ich mal kahl bin?
…
Ich spüre deinen Blick, auch wenn du sehr geschickt
versuchst, unauffällig zu sein.
Du betrachtest mein Haar, das mal so kräftig war,
jetzt ist es doch eher fein.
Übersät ist das Kissen mit Haaren,
ich verlier' sie im Bad. Ich bin halt in den Jahren.
Die Dusche ist verstopft und ich krieg' eins nicht aus dem Sinn,
diese Angst tief in mir drin.
Wirst du mich noch lieben, wenn ich mal kahl bin?

Aus dem Songtext »Hair Today, Gone Tomorrow« von Die Ärzte

Bei 76 Prozent der Betroffenen verursacht das schwindende Kopfhaar sogar psychische Störungen. Es steht fest, dass sich viele von ihnen wohl jeden Morgen beim Blick in den Spiegel aufs Neue wünschen, sie könnten auch in der Stirn noch volles Haar vorweisen.

> »Mein Frisör sagt, dass glatzköpfige Männer zumeist begabter sind als die nicht glatzköpfigen, besonders auf gewissen Gebieten. Das ist eine wissenschaftlich erhärtete Tatsache.«
>
> Aus dem Tagebuch eines Haarspalters von Ephraim Kishon

Was geschieht im Körper, wenn Männer ihre Haare verlieren?
Beim androgenetischen Haarausfall verändern sich etwa ab dem 25. Lebensjahr die Haarfollikel. Die Wachstumsphase verkürzt sich, während die Ruhephase immer länger wird. Schließlich wird das Wachstum völlig eingestellt. Das Haar fällt aus.

Dabei werden die Haare immer dünner und kürzer, denn aufgrund der reduzierten Wachstumsphase können sie sich nicht mehr ausreichend entwickeln.

Der androgenetische Haarausfall ist das häufigste Erscheinungsbild. Er beeinflusst ausschließlich die Kopfbehaarung. Wie der Begriff genetisch bereits sagt, ist diese Form des Haarausfalls erblich bedingt, d.h. wann die Glatzenbildung beginnt, ist jedem Mann bereits in die Wiege gelegt.

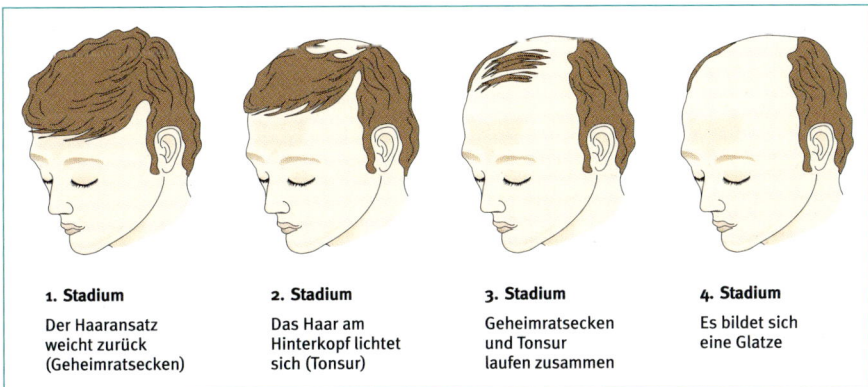

1. Stadium	2. Stadium	3. Stadium	4. Stadium
Der Haaransatz weicht zurück (Geheimratsecken)	Das Haar am Hinterkopf lichtet sich (Tonsur)	Geheimratsecken und Tonsur laufen zusammen	Es bildet sich eine Glatze

Abb. 8: Verlauf des androgenetischen Haarausfalls beim Mann
Illustration: Christiane und Dr. Michael von Solodkoff, Neckargemünd

Androgenetisch heißt dieser Haarausfall deshalb, weil er mit den Androgenen, den männlichen Geschlechtshormonen, zusammenhängt.

Die Gene legen das Programm fest

Meist beginnt der Haarausfall im Alter zwischen 18 und 20 Jahren. Er tritt zunächst im Stirn- oder Tonsurbereich auf. Man spricht von Geheimratsecken. Nach dem 40. Lebensjahr schreitet der Haarverlust nur noch langsam fort. Typisch ist, dass die Haare an den Schläfen und am unteren Hinterkopf immer erhalten bleiben. Es kommt bei dieser Form des Haarausfalls also nie zur völligen Kahlheit. Die Geschwindigkeit, mit der die Haare ausfallen, ist ganz verschieden. Oft lassen sich auch Schübe beobachten, während in der Zwischenzeit kein vermehrter Haarausfall zu beobachten ist. Im Allgemeinen verläuft die androgenetische Alopezie ausgeprägter, wenn sie schon in jungen Jahren zum ersten Mal auftritt.

Der genetisch bedingte Haarausfall bei der Frau

Androgenetische Alopezie auch bei Frauen

Was viele nicht wissen: Auch Frauen können einen erblich bedingten Haarausfall bekommen. Man spricht dann von einer androgenetischen Alopezie vom weiblichen Typ. Mehr als die Hälfte aller Frauen mit Haarausfall ist davon betroffen.

Allerdings verläuft der Haarausfall bei Frauen anders als bei Männern. Bei ihnen werden die Haare meist im Scheitelbereich dünner. Aber auch ein Zurückweichen der Stirnhaargrenze ist zu beobachten. Es kommt zu einer mehr oder weniger gleichmäßigen Ausdünnung der Haare, so dass die Kopfhaut immer stärker durchschimmert. Es gibt auch Frauen, die, ähnlich dem männlichen Haarausfall, eine Stirnglatze entwickeln.
30 % aller Frauen über 40 Jahre haben fast die Hälfte ihres Haarvolumens verloren. Bei den 50-Jährigen sind es sogar 50 %.

Während der genetisch bedingte Haarausfall bei Männern durch normale Androgenmengen ausgelöst wird, sorgt bei Frauen eine verstärkte Menge des männlichen Geschlechtshormons für den Haarverlust. Dies kann in den Wechseljahren der Fall sein, wenn die weiblichen Hormone ihre Produktion verringern. Daher muss bei Untersuchungen oft der Gynäkologe hinzugezogen werden. Die totale Glatzenbildung ist bei Frauen selten. Es kommt lediglich zu einer mehr oder weniger starken Ausdünnung der Kopfhaare im oberen Bereich.

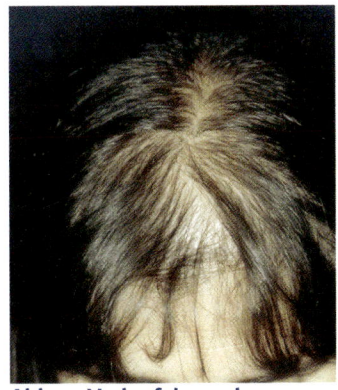

Abb. 9: Verlauf des anlage-bedingten Haarausfalls bei der Frau, Stadium I nach Ludwig

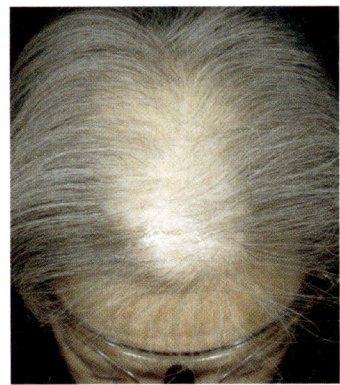

Abb. 10: Verlauf des anlage-bedingten Haarausfalls bei der Frau, Stadium II nach Ludwig

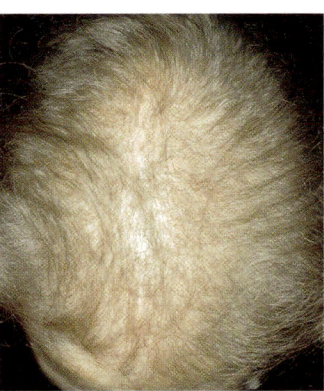

Abb. 11: Verlauf des anlage-bedingten Haarausfalls bei der Frau, Stadium III nach Ludwig

Fotos aus: Wolff H, Kunte C: Diagnostik und Therapie von Haarerkrankungen. Uni-Med Verlag.

Wird massiver Haarausfall bei Frauen beispielsweise durch eine androgenhaltige »Pille« hervorgerufen, kann er erst mit zeitlicher Verzögerung nach mehreren Zyklen auftreten und auch nach Absetzen des Verhütungsmittels noch eine Zeit lang anhalten.

Die androgenetische Alopezie hat mit einer Ernährungsumstellung oder Ähnlichem nichts zu tun. Das Programm unserer Gene haben wir ererbt. Es lässt sich nicht durch äußere Manipulation beeinflussen.

Ob es sich tatsächlich um einen genetisch bedingten Haarverlust handelt oder ob schwerwiegende Entzündungen der Kopfhaut (siehe Kapitel Narbige Alopezie) zugrunde liegen, kann nur ein erfahrener Dermatologe herausfinden.

Was haben die Hormone eigentlich mit den Haaren zu tun?
Hormone werden in verschiedenen Drüsen des menschlichen Körpers gebildet, in der Schilddrüse beispielsweise oder den Eierstöcken. Sie sorgen dafür, dass die Organe richtig funktionieren, und wirken auf den Stoffwechsel. Bereits geringe Störungen im Hormonhaushalt können zu erheblichen Problemen im Gleichgewicht des Körpers führen.

Mit Eintritt ins Klimakterium ändert sich der Hormonhaushalt der Frau. Es wird weniger Östrogen produziert, eine Voraussetzung für das Auftreten einer androgenetischen Alopezie. Ob man auch beim Mann von einer Phase des Klimakteriums sprechen kann, bleibt dahingestellt. Fest steht jedoch, dass bei Männern mit zunehmendem Alter die Produktion von Testosteron gedrosselt wird. Allerdings verläuft dieser Prozess wesentlich langsamer als bei der Frau.

Der kreisrunde Haarausfall

Der kreisrunde Haarausfall – medizinisch Alopecia areata – ist ein entzündlicher Haarausfall und stellt nach dem genetisch bedingten die zweithäufigste Form dar. Dennoch ist diese Erkrankung in der Bevölkerung weitgehend unbekannt. Die Haare fallen zumeist in scharf umgrenzten Flecken aus. Wann und ob jemand von der Alopecia areata betroffen ist, ist nicht vorhersehbar.

Gestörtes Immunsystem macht gegen eigene Haare mobil

Der kreisrunde Haarausfall kann bei Frauen und Männern jeden Alters vorkommen, tritt aber bei jungen Menschen sehr viel häufiger erstmals in Erscheinung. Für Umweltbelastungen oder für eine hormonelle Störung als Ursache gibt es keinen Anhaltspunkt. Es gibt Beobachtungen, dass während oder nach einer Schwangerschaft ein erneutes Wachstum einsetzt. Dabei handelt es sich jedoch um Ausnahmefälle.

Auch wenn diese Krankheit außerordentlich wechselhaft verläuft, ist sie dennoch eindeutig zu diagnostizieren. Der kreisrunde Haarausfall weist keinerlei Anzeichen einer Vernarbung oder eines Gewebeschwundes auf. Die Kopfhaut ist unverändert, glatt und blank.

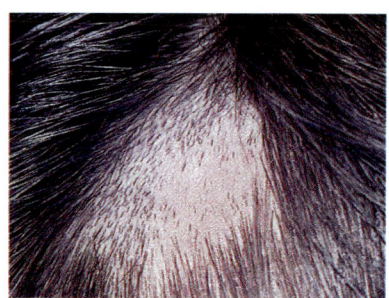

Abb. 12: Typischer kleiner Herd einer Alopecia areata.
Foto aus:
Jung E, Moll I:
Dermatologie,
Georg Thieme Verlag

Der kreisrunde Haarausfall ist eine uralte Erkrankung. Bereits in der medizinischen Literatur der Ägypter gibt es Hinweise auf diese Form des Haarausfalls.

In der griechischen Medizin bis kurz nach Christi Geburt finden sich zahlreiche eindeutige Hinweise auf die Alopekia, die Fuchskrankheit. Interessant ist, dass die griechischen Mediziner zur Behandlung Arzneimittel wie Senf, Knoblauch oder Zwiebeln empfahlen, die alle eine Reizwirkung auf die Kopfhaut ausüben. Dieser therapeutische Ansatz wird auch in unserer heutigen Zeit noch verfolgt, wenn auch mit anderen Mitteln.

Schließlich wurde die Krankheit am ausführlichsten von den Römern beschrieben.

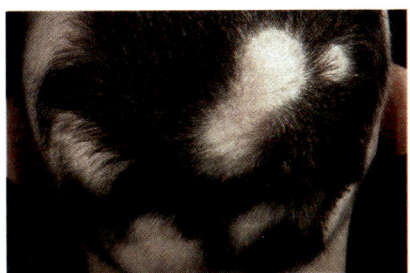

Abb. 13: Typisches Bild der Alopecia areata

Fotos: Prof. Dr. Uwe Gieler

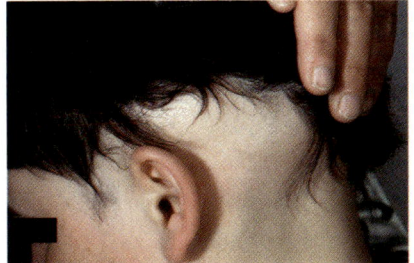

Abb. 14: Alopecia areata vom Ophiasis Typ

Foto aus: Trüeb R, Lier D: Hauptsache Haar. Rüffer&Rub Sachbuchverlag.

Der römische Enzyklopädist Aulus Cornelius Celsus gibt dem 4. Kapitel von Buch VI seines achtbändigen Werkes De medicinae die Überschrift Von den Glatzen:

»Schlimmer ist die Form, welche die Haut fest, etwas fettig und ganz kahl macht. Diese Form, welche alopekia heißt, breitet sich in jeder Gestalt aus. Sie entsteht an den von Kopf- und Barthaaren bedeckten Stellen. Diejenige Form aber, welche wegen ihrer Ähnlichkeit mit den Windungen einer Schlange ophiasis genannt wird, fängt am Hinterkopf an. Sie wird nicht über 2 Finger breit und kriecht mit 2 Spitzen nach den Ohren zu weiter, manchmal auch bis zur Stirn hin, bis sich jene beiden Spitzen vorn (an der Stirn) vereinigen. Die erste Form befällt Menschen jeden Alters, die letztere gewöhnlich nur Kinder. Die erstere wird fast nie ohne Behandlung geheilt, die letztere heilt oft von selbst.«

(aus Lutz, Seite 32/33)

Dem kreisrunden Haarausfall liegt eine Störung des Immunsystems zugrunde. Die Haarzwiebeln sind von Entzündungszellen umgeben, die das Haar an weiterem Wachstum hindern. Jedoch sterben die Haarfollikel nicht ab.

Bei etwa einem Viertel der Patienten wird der kreisrunde Haarausfall erstmals im vorpubertären Alter beobachtet. Erwachsene werden am häufigsten im Alter von 20 bis 30 Jahren betroffen. Ab etwa dem 50. Lebensjahr nimmt das Auftreten rapide ab. Über 80 % der betroffenen Personen haben nur einzelne kahle Stellen, die häufig von selbst wieder zuwachsen. Typisch ist auch, dass die Haare zuerst wieder im Zentrum der

Große Chancen für Spontanheilung – auch ohne Therapie

45

Kahlstelle wachsen, das heißt an der Stelle, wo sie zu Beginn verloren gingen. Zwischen der Wiederbehaarung und erneutem Ausfall können ein halbes Jahr oder unter Umständen 30 Jahre liegen. Das ist ganz unterschiedlich.

Die meisten Patienten sind kerngesund

Typisch für den kreisrunden Haarausfall sind die so genannten Ausrufezeichenhaare. Sie treten meist im Randbereich einer Kahlstelle auf und überragen die Kopfhaut nur um wenige Millimeter. Sie sind ein Zeichen für das Fortschreiten und die anhaltende Aktivität der Krankheit. Oft sind die Lymphknoten geschwollen. Teure Laboruntersuchungen bringen meist keine neuen Erkenntnisse.

Etwa ein Drittel der Patienten mit kreisrundem Haarausfall klagt über andere Störungen oder Erkrankungen des Immunsystems. In einigen Fällen treten Brennen, Jucken und Empfindlichkeit der Kopfhaut beim Kämmen der Haare zu Beginn des kreisrunden Haarausfalls auf. Womit diese Umstände zusammenhängen, ist wissenschaftlich nicht bekannt. Die Medizin vermutet, dass es sich um psychosomatische Symptome handeln könnte. Im Volksmund kennen wir den so genannten »Haarwurzelspitzenkatarrh«, den die Medizin mit dem Begriff »Trichodynie« bezeichnet.

Nicht selten geht der kreisrunde Haarausfall auch mit mehr oder weniger starken Veränderungen der Nägel (Grübchenbildung) einher. Es ist durchaus möglich, dass die Nagelveränderungen Jahre vor Beginn des kreisrunden Haarausfalls erstmalig erscheinen. Auch Kombinationen mit anderen Krankheitsbildern sind möglich. Hier sind besonders die Vitiligo, die Weißfleckenkrankheit, und die Neurodermitis zu nennen.

Möglichkeit der genetischen Veranlagung

Eine genetische Veranlagung ist möglich. Bewiesen ist dies jedoch nicht. Es gibt Beobachtungen von Geschwistern mit kreisrundem Haarausfall und von Eltern und Kindern. Diese Studien werden noch Jahre brauchen, um eindeutige Ergebnisse zu liefern.

Die Chance einer Spontanheilung ist sehr groß. Viele Patienten leben oft mit größeren krankheitsfreien Intervallen, bis die Krankheit erneut ausbricht. Bei dieser Form schlagen die meisten Therapien an. Die langjährige und permanente Form des kreisrunden Haarausfall ist oft therapieresistent. Aber auch hier sollte man die Hoffnung nicht aufgeben.

Verschiedentlich wird immer wieder über Personen berichtet, die unmittelbar nach einem seelischen Schockzustand an kreisrundem Haarausfall erkranken. Mit diesem Spezialgebiet von Hauterkrankungen befasst sich die psychosomatische Dermatologie. In einer Langzeitstudie an 60 Kindern mit kreisrundem Haarausfall wurde festgestellt, dass bei drei Vierteln der untersuchten Kinder wenigstens ein wichtiges Lebensereignis wie beispielsweise Trennung der Eltern, Wohnortwechsel oder schulische Misserfolge vorausgingen. Letztlich bleibt jedoch offen, ob und in welchem Maße solche belastenden Erlebnisse tatsächlich auslösend zum kreisrunden Haarausfall beitragen. Hierzu wären weitere und umfassendere Studien notwendig.

Obwohl es Untersuchungen gibt, die auf einen Zusammenhang zwischen Stress und Alopecia areata hinweisen, ist diese Theorie spekulativ und wird sehr kontrovers diskutiert.

Während deutsche Wissenschaftler eher die immunologische Verursachung des kreisrunden Haarausfalls hervorheben, weisen Dermatologen anderer Länder auf einen möglichen Zusammenhang zwischen Stress und Alopecia areata hin. Sie vermuten, dass bei Patienten mit kreisrundem Haarausfall so genannte »Life-Events« vorausgegangen sind. Damit sind einschneidende Erlebnisse und Schicksalsschläge gemeint. Beobachtungen zufolge setzt der Haarausfall meistens zwei bis drei Monate nach dem belastenden Erlebnis ein. Demnach wäre der kreisrunde Haarausfall eine Erkrankung mit verschiedenen Ursachen, deren Zusammenwirken dann zum Haarausfall führt. Studien spanischer Mediziner haben ergeben, dass Patienten mit kreisrundem Haarausfall häufig zu Angststörungen, Phobien oder gar Depressionen neigen.

Die Psyche könnte eine Rolle spielen

Bei einer Untersuchung in Italien bei 180 Kindern im Alter von 5 bis 16 Jahren mit Alopecia areata wurde festgestellt, dass 81 % der Kinder vor Auftreten des Haarausfalls unter belastenden Ereignissen litten, wie z. B. »Trennung, Beziehungsprobleme und die Schwierigkeiten, die Erwartungen der Eltern in Bezug auf das Benehmen allgemein und die schulischen Leistungen im Besonderen zu erfüllen«.

Sicherlich sollten Menschen mit Alopecia areata versuchen, Stress zu vermeiden. Richtiges Stressmanagement kann dazu beitragen, sich emotional zu stabilisieren.

Es gibt Varianten des kreisrunden Haarausfalls, bei denen es zum Verlust aller Kopfhaare, Alopecia areata totalis, oder sogar der gesamten Körperbehaarung, der Feinhaare in Nase und Ohren kommt. Dann spricht man von einer Alopecia areata universalis.

Bei lokal begrenztem Haarausfall muss es sich jedoch nicht immer um den kreisrunden Haarausfall handeln. Bei juckender Kopfhaut kann auch eine lokale Entzündung vorliegen. Solche äußerlich zu beobachtenden Entzündungen der Kopfhaut kommen in der Regel bei der Alopecia areata nicht vor.

Diffuse Formen von Haarausfall

Diffuse Alopezie bedeutet, dass über den ganzen Kopf verteilt die Haare ausfallen. Die Haardichte nimmt ab, und man kann oft bis auf die Kopfhaut sehen. Diese Erscheinungsform führt – wie die androgenetische Alopezie – nie zu völliger Kahlheit. Einzelne Haare bleiben über den Kopf verteilt erhalten. In jedem Alter kann dieser Haarausfall auftreten. Frauen sind häufiger betroffen als Männer. Zu dieser Form von Haarausfall zählt man alle Alopezien, bei denen keine einzelnen kahlen Stellen vorhanden sind, eine androgenetische Ursache auszuschließen ist, keine Entzündung der Kopfhaut oder abbrechende Haare zu beobachten sind. Es handelt sich fast immer um eine Störung der Wachstumsvorgänge in den Haarfollikeln. Niemals kommt es jedoch zu einer völligen Zerstörung. Die eigentliche Haarfabrik im Follikel bleibt also grundsätzlich funktionsfähig.

> ■ **Die Ursachen können mannigfaltig sein**
>
> - Stress-Situationen
> - Physikalische Ursachen durch Einwirkung von außen
> - Infektionen der Kopfhaut
> - Allgemeine Infektionen (z. B. Grippe, Tuberkulose)
> - Vergiftungen oder Umwelteinflüsse
> - Amalgam
> - Erkrankungen (z. B. Diabetes)
> - Ernährungsbedingte Mangelkrankheiten
> - Hormonelle Störungen
> - Einnahme von Medikamenten (wie z. B. bei der Chemotherapie)

Mögliche Ursachen können lokale Erkrankungen oder eine externe Schädigung der Kopfhaut sein. Zu beobachten ist diese Form des Haarausfalls nach schweren Infektionskrankheiten, wie Typhus oder Scharlach, nach Geburten und schweren Operationen oder einer Verstrahlung.

Der diffuse Haarausfall kann auch durch Vergiftungen, z. B. Thallium und Amalgam, bestimmte Medikamente oder eine Entzündung der Kopfhaut einsetzen.

Oft schwierige Suche nach den Ursachen

Besonders schwierig ist die Diagnose, wenn es sich um eine Mischform handelt. Möglich ist, dass eine hormonell bedingte, diffuse Alopezie von einer nicht hormonell verursachten überlagert wird. Auch kann es sich um einen kreisrunden Haarausfall in einer diffusen Form handeln. Dies macht natürlich auch die Wahl der entsprechenden Therapie für den Arzt nicht leicht. Oft bleibt nur, die Symptome zu behandeln und die Hoffnung, dadurch ein erneutes Wachstum zu erzielen.

Interessant ist allerdings, dass die Chancen auf ein Wiedereinsetzen des Haarwuchses bei akutem und schnell fortschreitendem Haarausfall besser sind als beispielsweise bei chronischem und langsamem Verlust der Haare. Je plötzlicher der diffuse Haarausfall einsetzt, umso besser die Chancen der Heilung, da in diesem Fall die Ursachen meist leicht herauszufinden sind. Voraussetzung ist immer, dass mögliche auslösende Krankheiten ausgeschlossen werden können. Je länger sich die Phase des Haarausfalls hinzieht, umso langwieriger ist auch der Prozess der Heilung. Hier sind Geduld von Seiten des Patienten und die frühzeitige Konsultation eines Spezialisten erforderlich.

Diffuser Haarausfall führt nie zu völliger Kahlheit

Bei richtiger Behandlung bestehen sehr gute Heilungschancen. Wichtig ist vor allem, dass festgestellt wird, ob und welche auslösenden Krankheiten vorliegen. Lassen Sie sich bei diffusem Haarausfall in jedem Fall gründlich untersuchen! Wenn nötig, von Ärzten verschiedener Bereiche.

Narbiger Haarausfall

Bei der narbigen Alopezie werden Haut und haarbildende Organe in den unteren Hautschichten angegriffen. Es handelt sich also meist um eine Erkrankung der Kopfhaut, in deren Folge die Haare ausfallen. Die einzige Möglichkeit, eine Ausbreitung zu verhindern, ist – sofern bekannt – das Ausschalten der auslösenden Grundkrankheit. Verbrennungen, Verätzungen oder Schädigungen durch Strahleneinwirkung kommen hier in Betracht. Auch eine Gürtelrose kann sich in den Kopfbereich verschieben. Wird dies nicht rechtzeitig erkannt, kann es zur Narbenbildung kommen. Durch Bakterien oder Pilze hervorgerufene Infektionen der Kopfhaut und einige seltene Autoimmunerkrankungen, aber auch möglicherweise Arzneimittelnebenwirkungen bergen die gleiche Gefahr.

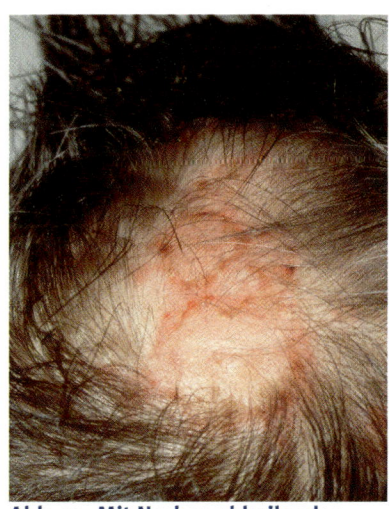

Abb. 15: Mit Narben abheilender Lupus erythematodes der Kopfhaut
Foto aus: Trüeb R, Lier D: Hauptsache Haar. Rüffer&Rub Sachbuchverlag.

Die nordamerikanische Gesellschaft für Haarforschung (NAHRS) hat die Formen von Haarausfall neu klassifiziert, die durch eine Entzündung der Kopfhaut hervorgerufen werden.

Die wichtigsten Typen sind:
- Lichen planopilaris
- Pseudopelade Brocq
- zentrale zentrifugale vernarbende Alopezie
- frontale fibrosierende Alopezie
- fibrosierende Alopezie mit androgenetischem Muster

Vor einigen Jahren stellten australische Wissenschaftler fest, dass ältere Frauen nach der Menopause mit stärkerer Ausbildung einer Stirnglatze auch unter einer *frontal fibrosierenden Alopezie* leiden können, die häufig mit der in diesem Alter üblicherweise auftretenden androgenetischen Alopezie der Frau verwechselt wird. Tatsächlich handelt es sich jedoch um eine Entzündung der Kopfhaut, medizinisch Lichen planopilaris genannt. Typisch ist dabei, dass der Haarausfall auf keine der üblichen Therapien anspricht. Auch Hormonersatztherapien können diese Erkrankung nicht beeinflussen. In vielen Fällen kommt es auch zum Verlust der Augenbrauen, ähnlich wie beim kreisrunden Haarausfall.

Zuerst die auslösende Krankheit heilen

Wichtig ist, dass bei Verdacht einer Entzündung der Kopfhaut sofort ärztliche Hilfe gesucht wird, damit der Arzt frühzeitig versuchen kann, durch die Behandlung der Entzündung ein Fortschreiten der Narbenbildung und damit des Haarausfalls zu stoppen.

Ansonsten sind Therapieversuche oft erfolglos. Jeder weiß, dass auf einer Narbe keine Haare mehr wachsen. Einzelne Stellen können operativ behandelt werden, das heißt, hier wäre bei ausreichend vorhandenem Eigenhaar zu einer Haartransplantation zu raten.

Patienten mit einer Form von narbiger Alopezie ist das Tragen der Glatze in der Öffentlichkeit sicherlich nicht zuzumuten. Es ist in den meisten Fällen nicht möglich, eine gepflegte und glatte Kopfhaut zu erhalten. Diese Menschen müssen zu kosmetischen Hilfsmitteln greifen, um ihr Leben mit der Alopezie neu gestalten zu können.

Um den Haarausfall ranken sich viele Mythen, an die viele gerne glauben. Die meisten können wir getrost vergessen.

Unsinn ist,
dass durch Haare waschen der Haarausfall verstärkt wird.
Wenn Sie tatsächlich unter Haarausfall leiden, wird eine Einschränkung des Waschens diesen Vorgang weder stoppen noch beschleunigen. Die Ursachen liegen meist woanders.

dass Schneiden Haare dicker macht.
Die Haarwurzel sitzt einen halben Zentimeter unterhalb der Kopfhaut. Sie weiß nicht, ob oben etwas abgeschnitten wird oder nicht.

dass Färben und Dauerwellen zu Haarausfall führen.
Diese chemischen und andere Behandlungen verändern nur das Haar oberhalb der Kopfhaut.

dass Kopfbedeckungen die Glatzenbildung fördern.
Kein Hut, keine Mütze, auch nicht der Stahlhelm können dazu beitragen, dass die Haare ausfallen.

Wenn Kinder Haare verlieren

Bei Kindern sind auftretende Haarerkrankungen oft viel schwieriger zu diagnostizieren als bei Erwachsenen. Im Alter von zwei bis drei Monaten ist ein begrenzter oder totaler Haarverlust bei Säuglingen völlig normal. Darüber hinaus sind die häufigsten Ursachen für Haarausfall im Kindesalter:

- der kreisrunde Haarausfall,
- Anomalien der Haarschäfte,
- Infektionen der Kopfhaut (beispielsweise durch Pilzerkrankungen),
- die Trichotillomanie, bei der sich das Kind selbst die Haare ausreißt.

In letzterem Fall ist unbedingt ein Kinderpsychologe zu konsultieren.

Das Richtige tun

Gerade bei Kindern ist es ungeheuer wichtig, dass eine eindeutige Diagnose vorliegt, warum die Haare ausfallen. Viele Eltern fühlen sich für den Haarausfall ihres Kindes verantwortlich und sind in ihrem Übereifer allzu schnell bereit, jedes Mittelchen anzuwenden. Unkontrollierte Medikamentengaben – auch homöopathischer Mittel – können bei Kindern jedoch zu teilweise schweren Nebenwirkungen führen. Lassen Sie daher nichts unversucht, den richtigen Mediziner zu finden, der in der Lage ist, Ihnen klar zu sagen, warum Ihr Kind seine Haare verliert.

Wegweiser für den Arztbesuch

Wenn man sicher ist, an Haarausfall zu leiden, sollte der erste Schritt immer der Weg zum Dermatologen sein. Doch kann man mit Haarproblemen zu jedem Hautarzt gehen? Die Antwort ist eindeutig: Nein. Selbst der beste Dermatologe kann sich nicht auf allen Spezialgebieten seines Faches auskennen. Und Haarausfall, seine Ursachen, die unterschiedlichen Diagnose- und Therapiemöglichkeiten sind ein kompliziertes Fachgebiet, das großes persönliches Engagement des Arztes fordert, ständig an entsprechenden Schulungen und Fortbildungsveranstaltungen teilzunehmen.

Adressen von Hautärzten in Ihrer Nähe finden Sie in der Ärzteliste des Branchentelefonbuches. Doch hier finden Sie keinerlei Informationen darüber, auf welche Gebiete der jeweilige Arzt spezialisiert ist. Nicht jeder Hautarzt ist wirklich Fachmann im Bereich Haarausfall. Der Dermatologe behandelt viele unterschiedliche Hauterkrankungen von der Allergie über die Akne bis zur Geschlechtskrankheit. Fälle von Haarausfall sind in der Praxis eher selten. Der Arzt braucht Erfahrung und Routine bei der Suche nach den Ursachen und der Auswahl der passenden Therapie.

Wie man einen kompetenten Arzt findet

Die Frage: Kennst du einen Spezialisten für Haarausfall? wird in den seltensten Fällen gestellt. Zu groß ist die Angst der Betroffenen, ihr Geheimnis preiszugeben und Menschen aus der persönlichen Umgebung darauf anzusprechen. Die Tabuisierung von Haarausfall in unserer Gesellschaft führt dazu, dass wichtige Informationen nur in eingeschränktem Maße zugänglich sind. Man spricht eben nicht darüber.

Ärzte dürfen nicht für sich werben

Außerdem ist es in Deutschland Ärzten verboten, für sich zu werben. Das schließt die Verbreitung von Informationen über spezielle Kenntnisse und Erfahrungen mit ein. Die Ärztekammern dürfen über die Spezialisierungen und die Qualität der Dienstleistungen ihrer Mitglieder keine Auskunft erteilen. Wer an Haarausfall leidet, braucht aber fundierte und umfassende Informationen darüber, welcher Hautarzt eine schnelle und zuverlässige Diagnose stellen kann und sich mit der richtigen Behandlung auskennt. In vielen Fällen von Haarausfall ist es wichtig, frühzeitig mit der Therapie zu beginnen.

Das ärztliche Werbeverbot findet seinen Ursprung im 19. Jahrhundert, als man versuchte, die aufkommende Schulmedizin von den Quacksalbern abzugrenzen. Zwar ist dieses Werbeverbot in den letzten Jahren durch verschiedene Rechtsprechungen aufgeweicht worden, dennoch besteht es prinzipiell fort.

Der Patient muss in die Lage versetzt werden, die Ärzte und ihr Leistungsangebot zu vergleichen und zu überprüfen. Nur so kann er selbstständig entscheiden, was mit ihm geschieht und wer eine Untersuchung oder Behandlung durchführen darf. In den USA können Patienten in jährlichen Statistiken beispielsweise nachlesen, welcher Herzspezialist die höchsten Erfolgsraten nachweisen kann. In Deutschland werden solche Informationen von medizinischen Insiderkreisen als wohlgehütetes Geheimnis der Öffentlichkeit vorenthalten.

So bleiben Sie als Patient letztlich allein zurück, wenn Sie sich folgende Fragen stellen:

Wer ist für meinen Haarausfall der richtige Arzt?
Wie kann ich einen solchen Dermatologen finden, wenn mein Hausarzt nicht weiterhelfen kann?
Wie viel muss ich unter Umständen aus eigener Tasche für Untersuchungen, Behandlung oder ein Beratungsgespräch bezahlen?

Wann man zum Hautarzt muss

Die Frage, ob und wann man wegen Haarausfall einen Facharzt aufsuchen muss, lässt sich nicht allgemein beantworten. Wenn Sie den Eindruck haben, mehr Haare zu verlieren als sonst, und wenn Sie spüren, dass Sie dieser Haarausfall psychisch belastet, sollten Sie einen fachkun-

---

■ Bei folgenden Symptomen sollten Sie einen Hautarzt aufsuchen:

- Morgens liegen viel mehr Haare auf dem Kopfkissen als normal.
- Beim Duschen und Kämmen gehen extrem viele Haare aus.
- Das Haar sieht nicht mehr so füllig aus wie früher.
- Das Haar am Hinterkopf oder entlang dem Scheitel lichtet sich.
- Der Haaransatz an der Stirn beginnt zurückzuweichen.
- Der Frisör hat darauf hingewiesen, dass die Haare weniger werden oder sich kahle Stellen bilden.

---

digen Hautarzt konsultieren. Es macht keinen Sinn, das Problem zunächst zu verdrängen und den Arztbesuch auf die lange Bank zu schieben. Bei den meisten Formen von Haarausfall lässt sich Abhilfe schaffen, wenn man frühzeitig zum Arzt geht.

Suchen Sie nach **Ihrem** Arzt!

Die Wahl des passenden Mediziners ist individuell verschieden. Jeder muss selbst ausprobieren, welcher Arzt der richtige ist. Der für Haare zuständige Facharzt ist zunächst der Hautarzt (Dermatologe). Bei einigen Formen von Haarausfall, wie beispielsweise der diffusen Alopezie, müssen unter Umständen Gynäkologe, Endokrinologe oder weitere Mediziner herangezogen werden. So erhöhen sich die Chancen einer umfassenden Diagnose, ohne die keine erfolgreiche Behandlung möglich ist. Einige Universitäts-Hautkliniken, aber auch einige niedergelassene Dermatologen bieten eine Spezialsprechstunde für Erkrankungen der Haare an. In den meisten Fällen ist hierfür eine Überweisung durch den Hausarzt erforderlich.

Holen Sie im Internet detaillierte Informationen zur Hautarztsuche ein (siehe entsprechendes Kapitel und Anhang). So können Sie herausfinden, welcher Arzt oder welche Klinik auf Haarausfall spezialisiert ist.

Was vor dem Besuch beim Hautarzt zu beachten ist

Für Ihren Arzt ist es zunächst wichtig, die Gründe für den Haarausfall herauszufinden, um dann in einem zweiten Schritt die effektivste Therapie zu wählen. Führen Sie einen Haarkalender, in dem Sie über einen Zeitraum von mindestens 10 Tagen festhalten, wie viele Haare Ihnen täglich ausfallen. Diese Zahl tragen Sie in den Kalender ein. Wichtig ist, dass Sie auch vermerken, wann Sie sich die Haare gewaschen haben. Der Verlust von bis zu 250 Haaren bei einer Haarwäsche ist durchaus normal. Ansonsten sollten sich die ausgefallenen Haare in einem Rahmen unter 100 am Tag bewegen.

Gut vorbereitete Patienten erleichtern dem Hautarzt die Diagnose

Eine Garantie auf Heilung wird Ihnen kein Arzt geben können. Schrauben Sie Ihre Erwartungen also nicht zu hoch. Haarausfall kann vielfältige Ursachen haben. Der behandelnde Arzt muss daher viele Informationen über Ihre gesundheitliche Verfassung sammeln. Damit das Ergebnis Ihres ersten Besuches in der Hautarztpraxis so optimal wie möglich ausfällt, sollten Sie selbst gut vorbereitet sein.

Am einfachsten ist es, wenn Sie bereits vor dem Arztbesuch den folgenden Fragebogen ausfüllen, dann hat Ihr Arzt einen schnellen Überblick.

- Seit wann leiden Sie an Haarausfall?
- Wie schnell kam es zum Verlust der Haare?
- Wie viele Haare verlieren Sie täglich?
- Wie viele Haare verlieren Sie beim Waschen?
- An welchen Stellen fallen die Haare aus?
- Haben Sie den Eindruck, dass die Haare komplett ausfallen, oder brechen sie über der Kopfhaut ab?
- Haben Sie Veränderungen oder Entzündungen der Kopfhaut beobachtet?
- Geht der Haarausfall mit Juckreiz einher?
- Welche Erkrankungen sind bei Ihnen bislang aufgetreten?
  - ❏ Fieberhafte Infekte
  - ❏ Nierenerkrankungen
  - ❏ Diabetes mellitus (Zuckerkrankheit)
  - ❏ Bluthochdruck
  - ❏ Schilddrüsenunterfunktion
  - ❏ Schilddrüsenüberfunktion
  - ❏ Asthma
  - ❏ Neurodermitis
  - ❏ Heuschnupfen
  - ❏ Schuppenflechte
  - Andere:
- Nehmen Sie oder haben Sie regelmäßig Medikamente eingenommen? Seit wann/bis wann?
- Wurden Sie bisher schon wegen des Haarausfalls behandelt? Welche Behandlungen und Untersuchungen?
- Leiden Sie unter Stress im privaten oder beruflichen Bereich?
- Gibt es Verwandte (Eltern, Geschwister etc.), die an Haarausfall leiden? Welche Angehörigen und welcher Haarausfall?
- Womit pflegen Sie wie oft Ihre Haare?
  - ❏ Haarwäsche _____ mal pro Woche
  - ❏ Haarspray _____ mal pro Woche
  - ❏ Dauerwelle _____ mal pro Jahr
  - ❏ Haarfärbung _____ mal pro Jahr
  - ❏ Haartönung _____ mal pro Jahr

Für Frauen:
- Besteht eine Schwangerschaft?   ❏ Ja   ❏ Nein
- Haben Sie in letzter Zeit entbunden?
- Nehmen Sie die Pille ein? Welches Präparat?
- Werden Sie mit einer Hormonersatztherapie behandelt?

Wenn Sie bereits von anderen Ärzten untersucht wurden und Sie vermuten, dass die eine oder andere Erkrankung mit Ihrem Haarausfall in Zusammenhang stehen könnte, sollten Sie alle medizinischen Unterlagen und Befunde mitbringen. Ganz wichtig sind histologische Befunde, die mit Ihren aktuellen Beschwerden in Zusammenhang stehen.

So hat Ihr Dermatologe auch die Möglichkeit zu entscheiden, ob weitere Untersuchungen bei anderen Fachärzten nötig sind. Mithilfe einer gebietsübergreifenden Zusammenarbeit erhöhen sich die Chancen einer umfassenden Diagnose, ohne die keine erfolgreiche Behandlung möglich ist.

Vor dem Besuch beim Hautarzt nicht die Haare waschen

In der Regel ist jeder Patient bestrebt, bei seinem Arzt möglichst sauber zu erscheinen. Dies gilt jedoch nur in eingeschränktem Maße für den Besuch beim Hautarzt. Bei Haarausfall oder anderen Haarproblemen, wie fettigem Haar oder Kopfhautschuppen, sollten Sie Ihre Haare vor der Untersuchung beim Dermatologen drei Tage lang nicht waschen. So kann Ihr Arzt das Ausmaß der Erkrankung besser erkennen. Auch andere mechanische Maßnahmen, wie z. B. kräftiges Bürsten, Frottieren oder Toupieren, sollten vor der Untersuchung vermieden werden.

In der Hautarztpraxis

Wenn Patienten mit Haarausfall die Praxis eines Hautarztes aufsuchen, haben sie in den meisten Fällen nur unklare Vorstellungen darüber, was sie dort erwartet. Allen gemeinsam ist, dass der Verlust der Haare eine psychische Belastung bedeutet und sie auf eine schnelle Lösung hoffen. Doch der niedergelassene Dermatologe hat meist keine Zeit, sich länger mit dem einzelnen Patienten zu unterhalten. Das Wartezimmer ist voll. Die Suche nach den Ursachen des Haarausfalls grenzt oft an detektivische Kleinarbeit.

Mein Arzt, das unbekannte Wesen

Wann haben Sie sich schon einmal Gedanken über die Lage gemacht, in der sich Ihr Arzt oder Ihre Ärztin befindet?

Ein Arzt ist jemand, der an einer Hochschule Medizin studiert hat, eine Approbation besitzt und Kranke heilt. So steht es im Wörterbuch der deutschen Sprache von Wahrig. Früher ein Heilkundiger, der ein umfassendes Wissen über Krankheiten, Heilkräuter aus der Natur und unterschiedlichste Methoden der Heilung besaß, war der Arzt stets eine wichtige Person. Ihm vertraute man, denn er brachte Heilung und Linderung bei Beschwerden, die das Leben unerträglich machten, die Lebensfreude einschränkten.

Auch heute noch gehen wir in eine Arztpraxis, weil wir uns dort Hilfe und gegebenenfalls Heilung erhoffen. Doch in Zeiten von Arbeitslosigkeit, politisch verordneten Einsparungsmaßnahmen und wirtschaftlichen Engpässen sind Arzt und Klinik zu modernen Dienstleistungsunternehmen geworden. Der Mediziner ist zu einem Verwalter seiner Patienten degradiert. Die Ärzte stehen unter einem wachsenden Druck von allen Seiten. Krankenkassen zwingen zur Einhaltung von Budgets. Fortwährend stürmen medizinische Neuerungen auf den Arzt ein. Besuche von Pharma-Referenten müssen in einem ohnehin schon engen Zeitplan untergebracht werden. Druck seitens der Ärztekammer und eine Flut von Hauterkrankungen tun ein Übriges.

Der Eid des Hippokrates oder das Genfer Gelöbnis:
Bei meiner Aufnahme in den ärztlichen Berufsstand gelobe ich feierlich, mein Leben in den Dienst der Menschlichkeit zu stellen. Ich werde meinen Beruf mit Gewissenhaftigkeit und Würde ausüben. Die Erhaltung und Wiederherstellung der Gesundheit meiner Patienten soll oberstes Gebot meines Handelns sein. Ich werde alle mir anvertrauten Geheimnisse wahren.

Ich werde mit allen meinen Kräften die Ehre und die edle Überlieferung des ärztlichen Berufes aufrechterhalten und bei der Ausübung meiner ärztlichen Pflichten keinen Unterschied machen, weder nach Religion, Nationalität, Rasse noch nach Parteizugehörigkeit oder sozialer Stellung. Ich werde jedem Menschenleben von der Empfängnis an Ehrfurcht entgegenbringen und selbst unter Bedro-

> hung meine ärztliche Kunst nicht in Widerspruch zu den Geboten der Menschlichkeit anwenden. Ich werde meinen Lehrern und Kollegen die schuldige Achtung erweisen. Dies alles verspreche ich feierlich auf meine Ehre.

Bedenken Sie diese Zusammenhänge, wenn Sie einen Arzt aufsuchen! Dadurch haben Sie die Möglichkeit, die Dinge realistischer zu sehen.

Genauso verschieden wie die Ursachen für den Verlust der Haare sind auch die einzelnen Therapieansätze. Die Erfolgsaussichten sind sehr unterschiedlich. Einige Therapien sind mit Nebenwirkungen verbunden. Hier muss der Patient abwägen, welchen »Preis« er bereit ist, für die neue Haarpracht zu zahlen.

Wie ich feststellen kann, ob mein Arzt wirklich der richtige für mich ist

Auch wenn unsere Haare heute vorwiegend nur noch auf den kosmetischen Aspekt reduziert sind, hat ihre Existenz starke Auswirkungen auf das seelische Wohlbefinden und damit auch auf die körperliche Gesundheit. Die Aufforderung des Arztes an den Patienten, sich mit seinem Schicksal abzufinden, ist somit grundsätzlich unangebracht. Der beste Arzt kann zuhören und nimmt Ihre Sorgen und Nöte um den Haarverlust ernst. Er sollte auf die Schilderung Ihrer Probleme eingehen.

Herausforderung für Diagnose und Therapie

Therapien gegen Haarausfall erfordern oft viel Geduld und Zeit. Die Wahl des Hautarztes, mit dem man gemeinsam das Problem des Haarausfalls lösen will, ist daher immer auch Vertrauenssache. Viele Patienten gehen davon aus, dass ein Arzt, der zuhören kann, auch auf seinem Fachgebiet kompetent sein muss. Doch geduldiges Zuhören allein macht noch lange nicht den guten Arzt aus. Gerade beim Thema Haarausfall spielt es eine große Rolle, dass der von Ihnen konsultierte Mediziner Erfahrung auf dem Gebiet der Diagnostik besitzt und sich ständig bezüglich neuester Forschungsergebnisse und aktueller Therapiemethoden fortbildet.

Lassen Sie sich gerade im Bereich der Haarbehandlung keine Therapie ungefragt vorschreiben! Bevor Sie mit einer Behandlung beginnen oder Medikamente einnehmen, sollten Sie sicher sein, dass es eine eindeutige Diagnose gibt. Fragen Sie Ihren Arzt, ob er die Ihnen empfohlene Behandlungsmethode auch bei seinen nächsten Familienangehörigen anwenden würde.

Die Aufklärungspflicht des Arztes gegenüber seinem Patienten ist weitreichend festgelegt. Auch über eventuelle gesundheitliche Risiken einer Therapie, die wissenschaftlich nicht bewiesen sind, muss Ihr Arzt Sie umfassend informieren.

Besonders vorsichtig sollten Sie sein,

- wenn man Sie ohne weitere Erklärungen mit einem Rezept nach Hause schickt;
- wenn Ihre Bedenken und Fragen leichtfertig heruntergespielt werden;
- wenn Ihnen eine bestimmte Therapie förmlich aufgedrängt wird, ohne dass Alternativen genannt werden.

Wenn Sie den Eindruck haben, dass Ihr Dermatologe bei der Diagnose unsicher ist, sollten Sie sich auf jeden Fall in der Haarsprechstunde einer Hautklinik vorstellen. Dort ist man auf Haarausfall spezialisiert.

Gerade für Frauen kann bei Haarausfall auch die Frage, ob Sie sich einem Arzt oder einer Ärztin anvertrauen wollen, eine wichtige Rolle spielen. Überlegen Sie also rechtzeitig, wem gegenüber Sie sich leichter öffnen können. Nicht selten kommen in Zusammenhang mit dem Haarausfall auch die damit verbundenen psychischen Probleme zur Sprache. Solche Gespräche lassen sich nur auf einer vertrauensvollen Basis führen.

■ Testen Sie Ihren Arzt

Wenn Sie die Mehrzahl der folgenden Fragen mit Ja beantworten können, haben Sie einen kompetenten und engagierten Arzt gefunden.

Am Empfang
- Ist das Personal am Empfang freundlich und zuvorkommend?
- Fragt man Sie diskret nach Ihren Beschwerden, so dass andere Patienten nicht zuhören können?
- Müssen Sie nicht lange am Empfang warten, während das Personal Privatunterhaltungen führt?
- Werden nur so viele Patienten bestellt, wie an diesem Tag beraten werden können?

Im Wartezimmer
- Müssen Sie bei einem vereinbarten Termin nur in Ausnahmefällen mehr als 20–30 Minuten warten?

- Bietet man Ihnen bei langen Wartezeiten einen neuen Termin an, oder bestellt man Sie für einen späteren Zeitpunkt?
- Bietet Ihnen das Wartezimmer eine angenehme Atmosphäre (unterschiedlichste Lektüre, medizinische Fachinformationen, bequeme Stühle, frische Luft, angenehme Temperatur, Hintergrundmusik)?
- Bekommen Sie keine Diskussionen zwischen Ärztin/Arzt und Personal mit?

Im Sprechzimmer
- Erscheint Ihnen die Ärztin/der Arzt sympathisch und verständnisvoll?
- Lässt die Ärztin/der Arzt sich während der Konsultation nicht von Drittpersonen oder durch Telefonanrufe stören?
- Nimmt sich die Ärztin/der Arzt Zeit, um nach Ihren Beschwerden zu fragen?
- Befragt die Ärztin/der Arzt Sie gründlich nach der Vorgeschichte Ihres Haarausfalls?
- Werden Ihre Sorgen und Ängste ernst genommen?
- Erklärt die Ärztin/der Arzt in einer für Sie verständlichen Sprache die Untersuchungsergebnisse und Behandlungsmöglichkeiten?
- Werden Sie in verständlichen Worten über die Vor- und Nachteile von verschiedenen Behandlungsmöglichkeiten und Medikamenten aufgeklärt?
- Informiert man Sie über alternative Therapiemethoden?
- Haben Sie den Eindruck, dass die Ärztin/der Arzt über die neuesten Forschungsergebnisse auf dem Gebiet des Haarausfalls informiert ist?
- Erkundigt sich die Ärztin/der Arzt nach Ihren Lebensumständen und der seelischen Belastung durch den Haarausfall?
- Finden emotionale Auswirkungen als Folge des Haarausfalls ausreichend Berücksichtigung?
- Bekommen Sie genügend Zeit, Fragen zu stellen?

Sonstiges
- Ruft Sie die Ärztin/der Arzt kurzfristig zurück, oder werden Sie sofort weiterverbunden, wenn Sie eine telefonische Frage haben?
- Hängen in der Praxis Zertifikate über Fortbildungskurse, die die Ärztin/der Arzt besucht hat?
- Werden Sie an einen anderen Facharzt überwiesen, wenn Ihre Ärztin/Ihr Arzt nicht weiter weiß?

Auf jeden Fall sollten Sie sich einige grundlegende Fragen stellen:
- Wie kommt der Arzt zu dieser Diagnose?
- Ist die Diagnose sicher oder handelt es sich lediglich um einen vagen Verdacht?
- Müssen noch weitere Untersuchungen durchgeführt werden? Wenn ja, welche?
- Welchen Verlauf nimmt der bei Ihnen diagnostizierte Haarausfall normalerweise?
- Was können Sie selbst tun, um dem Fortschreiten des Haarausfalls entgegenzuwirken?

Untersuchungsverfahren bei Haarausfall

Dem Arzt stehen verschiedene Möglichkeiten zur Verfügung, um der Ursache Ihres Haarausfalls auf die Spur zu kommen. In den meisten Fällen sind die Gründe durch eine körperliche Untersuchung und durch Befragen des Patienten zu diagnostizieren. Eine weiterführende Diagnostik ist dann überflüssig. In nicht eindeutigen Fällen sind weitere spezielle Untersuchungsverfahren notwendig. Ein systematisches Vorgehen ist sehr wichtig. Zunächst sollte Ihr Hautarzt feststellen, ob ein sichtbarer Verlust besteht. Eine genaue Untersuchung der Kopfhaut gibt Aufschluss darüber, ob Veränderungen vorliegen. Im Folgenden werden die wichtigsten Untersuchungsverfahren erklärt, die Aufschluss über die Ursache des Haarausfalls liefern können.

Der Hautarzt hat verschiedene Möglichkeiten der Diagnose

Der Haarzähltest

Um die Stärke des Haarverlustes grob einschätzen zu können, kann der so genannte Haarzähltest durchgeführt werden. Hierfür müssen die täglich ausgebürsteten oder beim Waschen ausgefallenen Haare gezählt werden. Dies bedeutet jedoch, dass man über einen längeren Zeitraum in absolut regelmäßigen Abständen die Haare bürsten, waschen und zählen muss. Für Personen, die sich ohnehin bereits intensiv mit ihrem Haarausfall beschäftigen, ist diese Methode nicht zu empfehlen, da man sich dadurch noch stärker mit dem Problem auseinander setzt. Der Haarzähltest gibt keinen Aufschluss darüber, warum die Haare ausgehen.

Der Zupftest

Hierzu zupft der Arzt mit sanftem Zug kleine Büschel von Haaren an verschiedenen Stellen der Kopfhaut. Es wird festgestellt, wie leicht sich die Haare aus der Kopfhaut lösen. Diese einfache Methode erlaubt eine grobe Einschätzung über das Ausmaß des Haarverlustes, liefert jedoch ebenfalls keine Daten über die Ursachen für den Haarausfall.

Das Trichogramm

Auch beim Trichogramm werden Haare ausgezupft. An der Struktur der Haarwurzel ist zu erkennen, in welcher Phase des Haarzyklus sich das betreffende Haar befindet bzw. wie viele Kopfhaare in welchem Stadium des Wachstums sind.

Dadurch lassen sich Veränderungen im Haarzyklus feststellen und ein normaler von einem beschleunigten Haarzyklus unterscheiden. Beispielsweise kann ein Haar durch eine Störung schneller von der Wachstums- in die Übergangsphase eintreten. Der Haarzyklus wird somit abgekürzt.

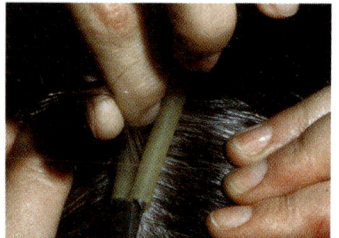 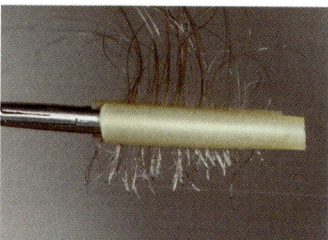 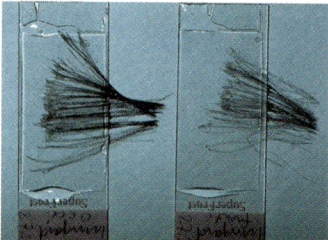

Abb. 16: Trichogramm: Scheiteln der Haare **Abb. 17: Entnommene Haare** **Abb. 18: Fixierung der Objektträger**

Fotos aus: Trüeb R, Lier D: Hauptsache Haar. Rüffer&Rub Sachbuchverlag.

Ein Trichogramm kann bei empfindlichen Personen schmerzhaft sein. Außerdem darf man sich mehrere Tage vorher die Kopfhaare nicht waschen. Der Hautarzt muss Erfahrungen mit der Vorgehensweise und der Auswertung eines solchen Trichogramms besitzen, damit es nicht zu falschen Ergebnissen kommt.

Das TrichoScan

Eine moderne und recht zuverlässige Methode ist eine Analyse mittels des TrichoScan. Es handelt sich um die Erstellung eines Trichogramms mithilfe des Computers. Das TrichoScan liefert Daten über die Haardichte und den Aktivitätszustand der Haarfollikel.

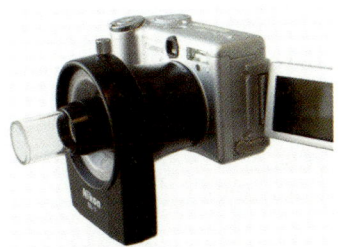

Abb. 19: Die TrichoScan-Kamera

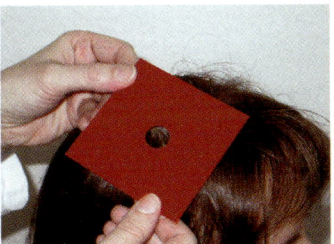

Abb. 20: Auswahl des Kopf-hautareals

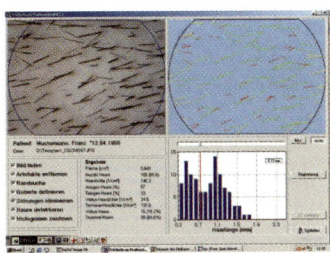

Abb. 21: Screenshot des Tricho-Scan mit ausgewertetem Bild

Fotos: Prof. Dr. Rolf Hoffmann, Freiburg

Zunächst wird ein kleines Kopfhautareal von ca. 2 cm hinter der Stirn-haargrenze rasiert, so dass die rasierte Stelle nicht sichtbar ist. Nach 3 Ta-gen wird dieser Bereich mit einem Haarfarbstoff gefärbt. Dadurch kön-nen die nachgewachsenen und die nicht gewachsenen Haare mit ver-schiedenen Farben sichtbar gemacht werden. Dann wird ein Videobild mit ca. 20facher Vergrößerung gespeichert.

Vorteil für den Patienten ist vor allem die Schmerzfreiheit des Verfah-rens. Darüber hinaus können die Ergebnisse vom Arzt archiviert werden.

Die Biopsie

Bei narbiger Alopezie oder diffusem Haarverlust, der diagnostisch nicht einzuordnen ist, muss unter Umständen eine Kopfhautbiopsie vorge-nommen werden. Hierbei wird so tief in die Kopfhaut geschnitten, dass man den gesamten Haarfollikel herauslösen kann. Wichtig ist vor allem, dass möglichst viele Follikel entfernt werden.

Diese Form der Diagnose ist äußerst schmerzhaft und hinterlässt eine unschöne Narbe. Daher sollte man sich gut beraten lassen, ob dies tatsächlich der Weisheit letzter Schluss ist. Denn auf der verbleibenden Narbe wachsen mit Sicherheit nie mehr Haare.

Blutuntersuchungen

Bei einem diffusen Haarausfall sind auch Blutuntersuchungen notwen-dig, um beispielsweise die Eisen-, Schilddrüsen- und Entzündungswerte zu überprüfen.

Erst wenn eine klare Diagnose vorliegt, kann über die Wahl der richtigen Therapie nachgedacht werden. Oft ist es gerade dieser erste Schritt, der über Erfolg oder Misserfolg einer Behandlung entscheidet.

Was man gegen Haarausfall tun kann

Stehen die Ursachen für den Haarausfall fest, ist die Zeit zum raschen Handeln gekommen. Ihr Hautarzt wird Sie beraten und Ihnen die gegen Ihren Haarausfall wirksamste Therapie vorschlagen.

Anwendung und Wirksamkeit der einzelnen Behandlungsmethoden sind sehr unterschiedlich. Einige können mit Nebenwirkungen verbunden sein. Doch wie kann man als Patient abwägen, welche Risiken damit einhergehen und wie die Wirksamkeit einzuschätzen ist?

Das Wunder-mittel gibt es nicht

Zuverlässige Haartherapeutika werden mithilfe sogenannter placebo-kontrollierter Doppelblindstudien getestet. Dabei werden alle Patienten, die an der Studie teilnehmen, in zwei Gruppen eingeteilt. Eine Gruppe erhält das eigentliche Medikament, das getestet werden soll, die zweite bekommt lediglich ein Placebo, d. h. ein Mittel, das dem richtigen in Form, Farbe, Geruch, Geschmack usw. exakt ähnelt. Weder Patient noch behandelnde Ärzte wissen, welcher Patient das Medikament verabreicht bekommt und welcher das Placebo. Der Versuchsleiter, der keinen Kontakt zu den Patientengruppen und den am Versuch beteiligten Ärzten haben darf, ist der einzige, der Bescheid weiß. Erst nach Abschluss der Testreihen wird das Geheimnis gelüftet, um mit den Auswertungen beginnen zu können. Diese Methode ist besonders bei Haarwuchsmitteln angebracht. Nur auf diesem Weg lässt sich beweisen, ob das Mittel tatsächlich für den Haarwuchs verantwortlich war. Denn gerade in diesem Bereich ist es oft sehr schwer, einzuschätzen, wann die Haare von allein nachgewachsen sind und wann das angewendete Mittel den Haarwuchs hervorgerufen hat.

Jeder Haarausfall fordert die dazu passende Behandlung.

Der genetisch bedingte Haarausfall beim Mann

Es gibt unzählige Behandlungen und Mittel, von denen behauptet wird, dass sie den Haarausfall des Mannes stoppen können. Fast immer fehlen jedoch die wissenschaftlichen Beweise.

Die Therapieansätze sind sehr unterschiedlich. Männer mit androgenetischem Haarausfall sollten die Behandlungsmöglichkeiten realistisch einschätzen und keine zu großen Erwartungen hegen. In vielen Fällen spricht man bereits von einem Behandlungserfolg, wenn der Haarausfall gestoppt werden kann. Dies bedeutet nicht unbedingt, dass neue Haare nachwachsen.

Hormonpräparate

Östrogenhaltige Mittel können bei Männern unerwünschte Nebenwirkungen mit sich bringen. So ist es möglich, dass an gewissen Stellen weibliche Attribute wachsen. Ein Umstand, über den *Mann* sicherlich nicht sehr glücklich sein wird. Außerdem kann es zu Störungen der Potenz kommen. Hormonpräparate dienen bei Haarausfall im Allgemeinen nur der Kurzzeitbehandlung, weil sie mit einem schwerwiegenden Eingriff in das körperliche Gleichgewicht verbunden sind. Ergänzend kann in solchen Medikamenten auch Kortison versteckt sein. Denken Sie an die Arzneimittelwerbung und fragen Sie Ihren Arzt oder Apotheker.

Aminexil

Die äußerlich anzuwendende Ampullenkur mit dem Wirkstoff Aminexil® ist bereits seit vielen Jahren auf dem Markt. Inzwischen wird das Mittel unter dem Namen Dercos Aminexil® SP94 mit verbesserter Rezeptur in Apotheken angeboten.

Laut Herstellerangaben sorgt Aminexil dafür, dass die Verhärtung der Kollagenfaser an der Haarwurzel gehemmt wird. Die Nährstoffzufuhr soll hierdurch verbessert und damit das Haar fester verankert werden, was den Haarausfall reduziert. Die Formel SP94 steht für Glukose-Linolsäure Ester. Der Wirkstoffkomplex soll die Haarfasern stärken und die gesunde Haarstruktur fördern.

Das Mittel wurde sowohl bei Männern als auch bei Frauen klinisch getestet. Bei den Männern kam es bei täglicher Anwendung nach den ersten drei Monaten zu einem Rückgang des Telogenwertes, das heißt, die Ruhephase des Haares wurde verkürzt. Bei einer anderen Patientengruppe wurde ein schnelleres Nachwachsen des neuen Haares im Follikel erzielt.

Dercos Aminexil® SP94 scheint den androgenetischen Haarausfall in einem frühen Stadium bremsen zu können. Außerdem wurde nach der Anwendung das vorhandene Haar glänzender, glatter und robuster.

Dr. Christian Kunte äußert sich hierzu auf der Informationsseite www.haarerkrankungen.de: »Eine Besserung der Werte im Trichogramm sowie im Haarwaschtest konnten registriert werden.«

Das Mittel ist in zwei Varianten erhältlich. Variante I ist die Ampullen-Kur für Männer. Die Anwendung ist recht unkompliziert und ermöglicht mit Hilfe des beiliegenden und wiederverwendbaren Applikators eine gleich bleibende und zuverlässige tägliche Dosierung. Die Kopfhaut trocknet nicht aus und wird nicht gereizt. Die Haare fühlen sich nach der Anwendung weder klebrig noch fettig an.

Der Hersteller empfiehlt eine Anwendungsdauer von mindestens sechs Wochen mit einer Ampulle pro Tag, mindestens jedoch drei Ampullen pro Woche. Aminexil® SP94 ist in Packungen zu zwölf Ampullen à 6 ml erhältlich und kostet je nach Anbieter um die 30 Euro.

Minoxidil

Seit einigen Jahren gibt ein weiterer Wirkstoff Hoffnung für die männliche Glatze: Minoxidil. Diese Substanz wurde ursprünglich bei Patienten mit erhöhtem Blutdruck angewendet. Schon bald zeigte sich ein erstaunlicher Nebeneffekt. Die Patienten bekamen einen neuen Haarflaum. Daraufhin wurde das Mittel in klinischen Studien gegen Haarausfall getestet.

Minoxidil ist unter dem Namen Regaine Männer als Lösung zur Behandlung des anlagebedingten Haarausfalls im Handel.

Regaine wird ausschließlich zur Behandlung des anlagebedingten Haarausfalls eingesetzt. Das Mittel besteht aus einer klaren, fettfreien und un-

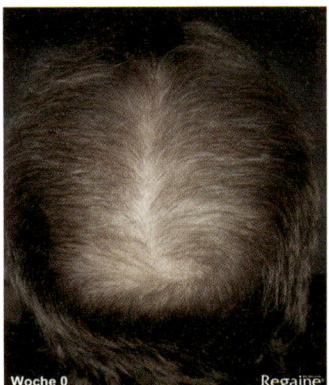

Abb. 22: Mann mit andro-genetischem Haarausfall vor Therapiebeginn

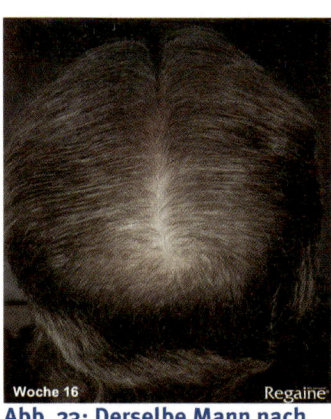

Abb. 23: Derselbe Mann nach Behandlung mit Regaine Männer, 16. Woche

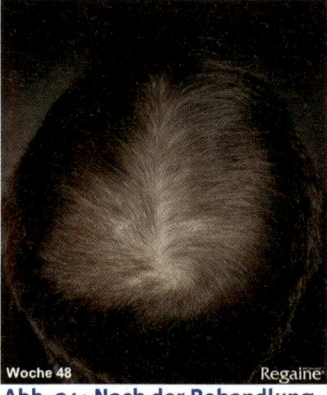

Abb. 24: Nach der Behandlung mit Regaine Männer, 48. Woche

Fotos: Pfizer Consumer Healthcare GmbH

parfümierten Lösung, die direkt auf die Kopfhaut aufgetragen wird. Bei regelmäßiger Anwendung soll Regaine – wissenschaftlichen Studien zufolge – den Haarausfall stoppen, die Haarfollikel aktivieren und zur Produktion neuer Haare anregen. Dabei greift das Mittel nach Angaben des Herstellers nicht in den Hormonhaushalt ein.

Wie genau Minoxidil wirkt, ist nicht bekannt. In klinischen Studien hat sich gezeigt, dass es unter der Anwendung zu einer schnellen Zunahme von Haaren kam. Allerdings wirkt auch dieses Mittel nur, solange es angewendet wird. Für eine erfolgreiche Behandlung ist es wichtig, rechtzeitig zu beginnen und die Lösung regelmäßig und langfristig (mindestens 3 Monate) aufzutragen. Auch bei länger bestehendem Haarausfall sind die Therapiechancen recht gut.

Die Anwendung ist recht einfach und kann zuhause durchgeführt werden. Mithilfe eines Sprühkopfes ist eine gleichmäßige Verteilung gewährleistet. Die Haare sollten an etwa drei bis sechs Stellen geteilt werden. Der Sprühkopf wird auf die Kopfhaut aufgesetzt und während des Sprühens über diesen Scheitelbereich gezogen. Mit je einem Sprühstoß pro Scheitel kann man ziemlich genau 1 ml der Lösung verteilen. Die Kopfhaut muss sich nicht nass anfühlen. Mit einer sanften Massage kann man die Verteilung verbessern. Allerdings sollten im Anschluss an die Anwendung unbedingt die Hände gewaschen werden.

Einfache Anwendung zu Hause

Regaine Männer ist apothekenpflichtig. Da es sich bei dem enthaltenen Wirkstoff um Minoxidil handelt, das ursprünglich zur Blutdrucksenkung eingesetzt wurde, sollten Sie sich vor der Anwendung eingehend von einem Arzt untersuchen oder Ihrem Apotheker beraten lassen.

Unerwünschte Wechselwirkungen mit Haarpflegeprodukten sind nicht zu erwarten, wenn man zwischen den Anwendungen und der Haarwäsche etwas Zeit verstreichen lässt. Es sind nur wenige Pflegehinweise für die Kopfhaare zu beachten. Beispielsweise sollte während der Behandlung auf Styling-Gels oder Mousse verzichtet werden, da diese eine optimale Wirkung der Lösung negativ beeinflussen können.

Grundsätzlich ist bei der Behandlung mit Minoxidil-Lösung zu bedenken, dass bei Anwendung zu großer Mengen unerwünschte Effekte möglich sind. Wenn man das Gefühl hat, dass die Haare nach der Anwendung verkleben, sollte man das Präparat nur einmal täglich in einer Dosierung von 2 ml anwenden. Der Wirkstoff ist spätestens nach einer

Stunde eingezogen, so dass die Haare wieder gewaschen werden können. Grundsätzlich empfiehlt es sich jedoch, den Angaben des Herstellers zu folgen, der für eine effektive Wirkung eine Anwendung von je 1ml morgens und abends und ein Haarewaschen frühestens nach 4 Stunden empfiehlt.

Die Kosten liegen bei etwa 20 Euro im Monat und werden auch bei Verordnung von den Krankenkassen nicht übernommen.

Finasterid

Wer lieber eine Pille schlucken möchte, findet ebenfalls das passende Präparat. Bei dem Wirkstoff Finasterid (Handelsname Propecia) handelt es sich – wie bei Minoxidil – um ein Zufallsprodukt der Pharmaforschung. Finasterid wird in einer Dosierung von 5 Milligramm täglich zur Behandlung von Männern mit gutartiger Prostatavergrößerung verabreicht. Bei Tests zur Wirksamkeit in den USA stellte man fest, dass unter der Einnahme des Mittels Männern mit androgenetischem Haarausfall wieder Haare wuchsen beziehungsweise der Verlust von Haaren gestoppt wurde.

Wie Propecia wirkt, scheint wissenschaftlich bewiesen. Dem androgenetischen Haarausfall liegen zwei Faktoren zugrunde. Erstens: die Vererbung,

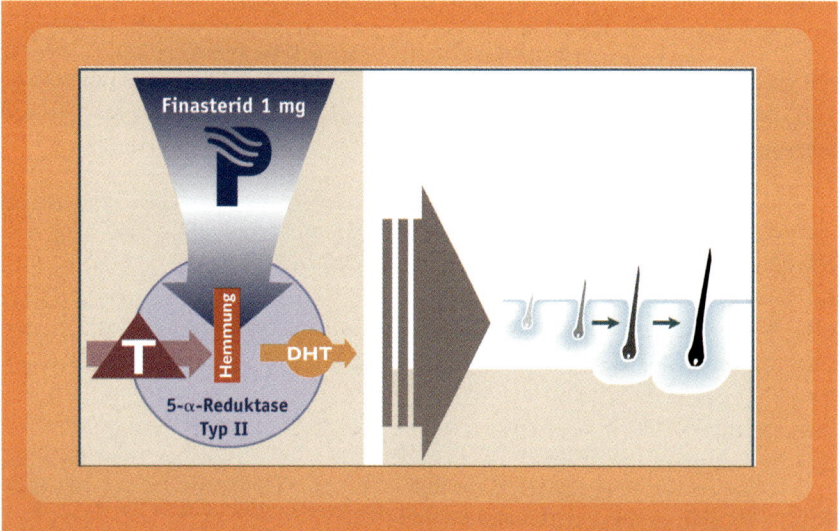

Abb. 25: Finasterid hemmt die Bildung des Enzyms 5-a-Reduktase Typ II (T=Testosteron; DHT=Dihydrotestosteron). Grafik: MSD SHARP & DOHME GmbH

denn es ist in den Genen festgelegt, ob und wann ein Mann seine Haare verliert. Zweitens: die männlichen Sexualhormone. Für die Glatzenbildung verantwortlich ist das Dihydrotestosteron (DHT). Es wird mit Hilfe eines Enzyms, also eines körpereigenen Werkzeugs, aus dem Hormon Testosteron gebildet. Das Enzym 5-alpha-Reduktase sorgt für die Umwandlung von Testosteron in Dihydrotestosteron, das das entscheidende Androgen für den erblichen Haarausfall zu sein scheint. Der Pillenwirkstoff Finasterid ist in der Lage, dieses Enzym zu blockieren. Finasterid senkt den DHT-Spiegel, indem es die Aktivität der 5-alpha-Reduktase hemmt. Dadurch entsteht weniger *negatives* Dihydrotestosteron. Der Haarausfall bleibt aus.

Die Pille für den Mann

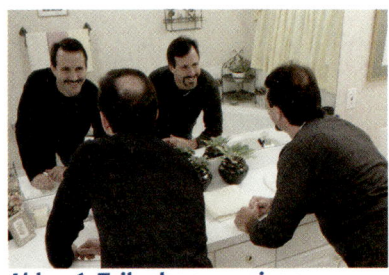

Abb. 26: Teilnehmer an einer klinischen Studie zu Finasterid mit 9 eineiigen Zwillingspaaren.

Aus: Eur J Dermatol 2002; 12:32-37. Mit freundlicher Genehmigung von MSD SHARP & DOHME GmbH

Eine im Jahre 2002 veröffentlichte Fünf-Jahres-Studie ergab, dass im ersten Jahr ein vermehrter Haarwuchs festgestellt werden konnte und diese Entwicklung während der gesamten Laufzeit der Studie anhielt.

In einer weiteren Studie konnte nachgewiesen werden, dass Finasterid bei einer Einnahme von einem Milligramm pro Tag gut vertragen wird. Nur ein geringer Prozentsatz der Testpersonen berichtete von einer verminderten Libido, Ejakulationsstörungen und Erektionsschwäche. Diese Erscheinungen nehmen ab, sobald die Einnahme unterbrochen wird.

Die Pille gegen die männliche Glatze ist verschreibungspflichtig. Eine Tablette pro Tag genügt. Eine Überdosierung führt zu keiner Verbesserung des erwünschten Ergebnisses. Die Kosten liegen bei monatlich 60 Euro und werden von den Krankenkassen nicht erstattet.

Um einen zufriedenstellenden Erfolg zu erzielen, ist ein Einnahmezeitraum von drei bis sechs Monaten erforderlich. Eine erfolgreiche Behandlung ist auszuschließen, wenn sich nach 12 Monaten kein Haarwuchs eingestellt hat. Außerdem kann es nach Absetzen des Mittels zum Ausfallen aller unter der Medikation gewachsenen Haare kommen. Das bedeutet, dass dieses Mittel nach dem heutigen Stand der Forschung so lange eingenommen werden muss, wie der Patient seine Haare behalten möchte – unter Umständen ein Leben lang.

Lebenslänglich für die Haarpracht

Der Hersteller weist ausdrücklich darauf hin, dass das Produkt ausschließlich für Männer und nicht für Frauen und Kinder bestimmt ist. Das Anwendungsgebiet beschränkt sich auf den männlichen Haarausfall im Tonsur- sowie im vorderen Stirnbereich. Kein Erfolg zeigte sich beispielsweise an den Schläfen auf beiden Seiten. Es wird auch nicht möglich sein, alle Haare wiederzubekommen.

Der genetisch bedingte Haarausfall bei der Frau

Auch für Frauen bestehen gute Aussichten, das Haarwachstum wieder anzuregen.

Aminexil

Die Ampullenkur Dercos Aminexil® SP94 ist in einer speziellen Zusammensetzung auch für Frauen erhältlich.

Laut Herstellerangaben sorgt Aminexil® dafür, dass die Verhärtung der Kollagenfaser an der Haarwurzel gehemmt wird. Die Nährstoffzufuhr wird verbessert und das Haar fester verankert. Dadurch soll der Haarausfall reduziert werden.

Hinter der Formel SP94 verbirgt sich der Wirkstoffkomplex Glukose-Linolsäure Ester, der die Haarfasern stärken und die gesunde Haarstruktur fördern soll.

Das Mittel wurde bei Männern und Frauen klinisch getestet. Der Anteil der Haare in der Wachstumsphase nahm zu, der in der Ruhephase ab. Hinsichtlich der Verringerung des Haarausfalls und der Verbesserung der Haarstruktur bei androgenetischer Alopezie scheint Dercos Aminexil® SP94 eine interessante Alternative oder Ergänzung zu den bisher zur Verfügung stehenden Behandlungsmethoden zu sein. Es sollte jedoch in einem frühen Stadium eingesetzt werden. Ein weiterer Vorteil: Das vorhandene Haar wurde glänzender und robuster.

Die Anwendung ist unkompliziert und ermöglicht mit Hilfe des wiederverwendbaren Applikators eine zuverlässige Dosierung. Die Kopfhaut trocknet nicht aus und wird nicht gereizt. Die Haare fühlen weder klebrig noch fettig an. Die Ampullen-Kur für Frauen enthält zusätzlich die Vitamine PP und B6.

Der Hersteller empfiehlt eine Anwendungsdauer von mindestens sechs Wochen mit einer Ampulle pro Tag, mindestens jedoch drei Ampullen pro Woche. Aminexil® SP94 ist in Packungen zu zwölf Ampullen à 6 ml erhältlich und kostet je nach Anbieter um die 30 Euro. Das Mittel wird bei Friseuren und in Apotheken angeboten.

Minoxidil

Seit dem Frühjahr 2004 ist der Wirkstoff Minoxidil als Lösung zur Behandlung des anlagebedingten Haarausfalls der Frau auch in Deutschland zugelassen. Regaine Frauen ist eine klare, fettfreie und unparfümierte Lösung zum Auftragen auf die Kopfhaut. Dieses Medikament wurde speziell gegen den anlagebedingten Haarausfall bei Frauen entwickelt. Während 1ml von Regaine Männer noch 50 mg Minoxidil enthält, sind es bei Regaine Frauen nur 20 mg.

Die Lösung wird direkt auf die Kopfhaut aufgetragen und kann bei regelmäßiger Anwendung den Haarausfall stoppen, die Haarfollikel aktivieren und zur Produktion neuer Haare anregen. Dabei soll das Mittel nach Angaben des Herstellers den weiblichen Hormonhaushalt nicht beeinflussen.

In zahlreichen Studien wurde auch bei Frauen die Wirksamkeit nachgewiesen. Allerdings wirkt auch dieses Mittel nur, solange es angewendet wird. Für eine erfolgreiche Behandlung mit Regaine Frauen ist es wichtig, rechtzeitig mit der Behandlung zu beginnen und die Lösung regelmäßig und langfristig (mindestens 3 Monate) aufzutragen. Aber auch bei länger bestehendem Haarausfall sind die Therapiechancen recht gut.

Frühzeitig mit der Behandlung beginnen

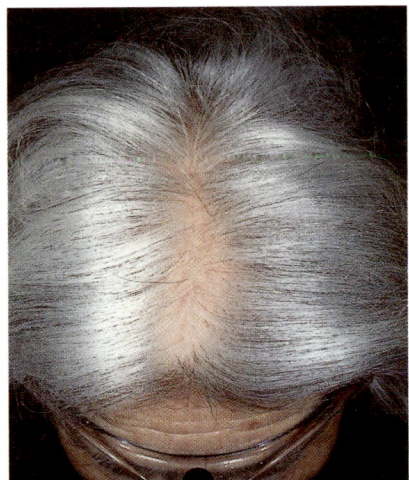

Abb. 27: Frau mit androgenetischem Haarausfall vor Therapiebeginn

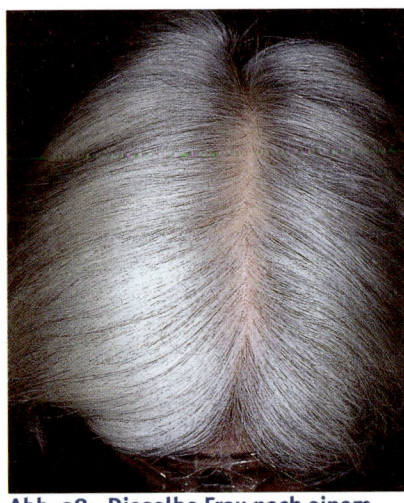

Abb. 28: Dieselbe Frau nach einem Jahr Behandlung mit Regaine

Fotos: Pfizer Consumer Healthcare GmbH

71

Unerwünschte Wechselwirkungen mit Haarpflegeprodukten sind nicht zu erwarten, wenn man zwischen den Anwendungen von Regaine Frauen und der Haarwäsche etwas Zeit verstreichen lässt.

Während der Behandlung sollte ein mildes Shampoo verwendet werden. Der Gebrauch von Haarspray, Konditioner, Dauerwelle und Tönung ist nach Herstellerangaben möglich. Unmittelbar nach Auftragen der Lösung sollte man jedoch auf Stylingprodukte verzichten. Wichtig ist, dass gleich im Anschluss gründlich die Hände gewaschen werden.

Regaine Frauen ist apothekenpflichtig. Bevor Sie sich für diese Behandlung entscheiden, sollten Sie sich eingehend von einem Arzt untersuchen oder Ihrem Apotheker beraten lassen. Die Krankenkassen übernehmen in der Regel die Kosten für dieses Mittel nicht, die bei etwa 13 Euro monatlich liegen.

Die Wirksamkeit von antiandrogenen Pillen bei der androgenetischen Alopezie der Frau konnte bislang wissenschaftlich nicht bewiesen werden. Die äußerliche Behandlung mit Regaine ist der innerlichen Therapie mit hoch dosierten Antiandrogenen gegenüber eindeutig wirksamer.

Thymuskin

Bei der androgenetischen Alopezie von weiblichen Typ ist die Verwendung von Thymuskin eine weitere erfolgversprechende Alternative. In mehreren Studien in Zusammenarbeit mit der Hautklinik in Darmstadt und der Heidelberger Universitäts-Frauenklinik erzielte man eine zufriedenstellende Besserungsquote bei Frauen.
Die Thymuskin-Haarkur ist eine alkoholische Lösung, deren wesentliche Bestandteile Kälberthymusextrakt, Vitamin A, B und F sowie Nerzöl, Birken- und Nesselextrakte und Aloe vera sind. Genaue Angaben über den Wirkmechanismus fehlen. Thymuskin-Shampoo und -Haarkur scheinen einen günstigen Einfluss auf das Haarwachstum zu haben. Beides ist in der Apotheke rezeptfrei erhältlich.

Finasterid

Die Anwendung von Finasterid bei Frauen ist zum jetzigen Zeitpunkt nicht zu empfehlen.

Finasterid bislang nicht für Frauen

In einer neueren Studie aus der Schweiz wurden 5 ältere Frauen in der Menopause über 18 Monate mit 2,5 bzw. 5 mg Finasterid pro Tag behandelt. Bei allen Frauen wurden Verbesserungen des Haarwachstums beobachtet. Nebenwirkungen traten keine auf. Allerdings muss darauf hingewiesen werden, dass es sich lediglich um fünf getestete Frauen handelt und es für eine solche Therapie bislang keine Zulassung gibt. Es handelt sich also um einen individuellen Heilversuch. Auf keinen Fall darf eine Frau unter Finasteridbehandlung schwanger werden. Daher wurden die bisherigen Therapieversuche ausschließlich bei Frauen in der Menopause durchgeführt. Solange es keine wirklich zuverlässigen Studien zu Wirkung und Nebenwirkung bei der androgenetischen Alopezie der Frau gibt, muss von einer Anwendung von Finasterid bei Frauen abgeraten werden.

Hormonpräparate

Auch heute noch werden Hormontherapien bei der androgenetischen Alopezie der Frau von vielen Ärzten empfohlen. Dass sie tatsächlich eine positive Wirkung bei dieser Form von Haarausfall besitzen, wird immer unwahrscheinlicher. Vor allem, wenn man bedenkt, welche Ursachen diesem Haarausfall offenbar zugrunde liegen. Bei einem hormonell verursachten diffusen Haarverlust mag die Wirkung von Hormongaben noch durchaus einen Sinn ergeben.
Grundsätzlich muss jedoch festgestellt werden:

Hormonpräparate dienen bei Haarausfall im Allgemeinen nur der Kurzzeitbehandlung. Sie sind mit einem schwerwiegenden Eingriff in das körperliche Gleichgewicht verbunden.

Der kreisrunde Haarausfall

Obwohl der kreisrunde Haarausfall in der Medizin weltweit bekannt ist und enorme Anstrengungen unternommen werden, die Ursachen zu erforschen, wurde bislang noch keine Therapie gefunden, die die Krankheit ursächlich heilen kann. Grundsätzlich können sich aber 80 % der Menschen mit kreisrundem Haarausfall begründete Hoffnung machen, dass die Haare ohnehin von allein wieder wachsen. Für alle anderen gibt es Symptombehandlungen. Heilbar ist dieser Haarausfall nicht, solange man die Ursachen nicht kennt.

Es gibt jedoch durchaus Therapien, unter denen es zu einer vollständigen Wiederbehaarung kommen kann. Dabei werden ganz unterschiedliche Überlegungen verfolgt. Entweder man schwächt das Immunsystem so stark, dass es die Haare nicht mehr ausstößt, oder man versucht, das

Unterschiedliche Therapien

erkrankte Immunsystem zu heilen, damit es von selbst den Haarausfall unterlässt.

Die meisten Behandlungen führen bei bis zu 50 % der Betroffenen zu einer Wiederbehaarung. Man kann nicht von vornherein sagen, auf welche Therapieform der Patient anspricht. Jedem Betroffenen ist daher zu raten, nicht den Mut zu verlieren, wenn die erste Behandlung versagt, sondern es auch mit weiteren Therapien zu versuchen.

Vor allem sollte die Behandlung frühzeitig einsetzen. Die Erfahrung zeigt, dass innerhalb der ersten 6 Monate bei einem Drittel der Areata-Patienten Wiederwachstum und komplette Abheilung möglich sind.

Kortison

Die Therapieform, zu der die meisten Hautärzte bei kleineren kahlen Stellen greifen, ist die äußerliche Behandlung mit Kortison in Form von Salben oder Lotionen. Kortison ist eigentlich ein körpereigenes Hormon, das der Steuerung des Immunsystems dient. Bewusst und gezielt von einem verantwortungsvollen Arzt eingesetzt, lassen sich die allseits bekannten Nebenwirkungen einer Kortisontherapie reduzieren. Inzwischen wurden zahlreiche unterschiedliche Kortisone in unterschiedlicher Stärke entwickelt. Auf keinen Fall sollten kortisonhaltige Präparate ohne Empfehlung eines Arztes benutzt werden.

Die von vielen Hautärzten empfohlene Kortison-Puls- oder Langzeittherapie bringt oft nur kurzfristige Erfolge. Wird die Behandlung beendet, fallen in kürzester Zeit die neu gewachsenen Haare wieder aus. Seit über 50 Jahren wird die systemische Anwendung von Kortisonpräparaten eingesetzt. Die Dosierung, um die Haare wieder zum Wachsen zu bringen, liegt dabei jedoch oft so hoch, dass schwerste Nebenwirkungen nicht ausgeschlossen sind.

Kortison bei kleinen Herden wirksam

Im Jahre 2003 wurde eine Studie veröffentlicht, in der die Wirksamkeit von Betamethason, das ebenfalls zu den Kortisonen gehört, beim kreisrunden Haarausfall getestet wurde. Das Mittel wird in Form eines Schaums auf die Kopfhaut aufgetragen. Dadurch werden die Wirkstoffe schneller von der Haut aufgenommen. Bei der milden Form der Alopecia areata mit einzelnen kahlen Stellen zeigten sich durchaus akzeptable Erfolge. Das Mittel ist jedoch bislang nicht in allen Ländern zugelassen.

Bei allen äußerlich angewendeten Kortisonpräparaten besteht die Möglichkeit, dass es zu Veränderungen der Kopfhaut kommt. Eine intensive Beratung durch den Hautarzt ist hier besonders wichtig.

Tacrolimus

Seit einigen Jahren wird eine neue Substanz gegen den kreisrunden Haarausfall in medizinischen Studien erforscht. Tacrolimus (FK 506) heißt die Substanz. Dabei handelt es sich um ein Makrolid-Antibiotikum, das in der Haartransplantation Anwendung findet, um das Abstoßen von verpflanzten Haaren zu vermeiden. Ähnlich wie Ciclosporin hemmt Tacrolimus u.a. Aktivität und Wachstum der T-Zellen. Das Mittel wird in Salbenform eingesetzt und einmal täglich auf die Kopfhaut aufgetragen. Dafür, dass Tacrolimus tatsächlich Erfolge beim kreisrunden Haarausfall garantiert, gibt es bislang jedoch nur wenige Belege.

In einem Bericht der Fachzeitschrift »British Journal of Dermatology« (2002: 147, 1031–1032) berichtete eine Gruppe von Wissenschaftlern über ihre Ergebnisse bei der Behandlung von kreisrundem Haarausfall mit äußerlich angewendetem Tacrolimus. Zur Enttäuschung der Mediziner konnte beim kreisrunden Haarausfall kein Neuwachstum erreicht werden.

Enttäuschte Hoffnung

Zink

Die Zinktherapie ist insbesondere in Kombination mit der äußerlichen Anwendung von kortisonhaltigen Mitteln eine ausgereifte und nebenwirkungsarme Behandlungsform. Dabei soll das Immunsystem stabilisiert werden. Zink sorgt über komplizierte biochemische Reaktionen für einen Ausgleich des bestehenden Missverhältnisses bei kreisrundem Haarausfall.

Zink stabilisiert das Immunsystem

Für die Zinktherapie stehen verschiedene Präparate zur Verfügung, die sich in ihrer Wirksamkeit erheblich unterscheiden. Zu nennen wären da vor allem die gängigsten Zinkverbindungen:

Zinksulfat,
Zinkorotat,
Zinkgluconat,
Zinkaspartat.

Die Unterschiede in der Zusammensetzung wirken sich auch auf Dosierung, Anwendung, mögliche Nebenwirkungen und Erfolgsaussichten der einzelnen Medikamente aus. Aufgrund klinischer Untersuchungen sind mit dem Zink-Aspartat (Handelsname Unizink) gute Erfolge beim kreisrunden Haarausfall zu verzeichnen. Zink-Aspartat besitzt den Vorteil, dass die Asparginsäure das Zink schnell in die Zelle hineinbringt und dort ebenso schnell wieder abgibt.

Es muss allerdings nicht unbedingt ein Zinkmangel vorliegen, um einem Patienten mit kreisrundem Haarausfall ein Zinkpräparat zu verabreichen.

In jedem Fall ist eine umfassende Blutuntersuchung notwendig. Außerdem ist zu beachten, dass die Zinkspiegelwerte auch durch äußere Einflüsse beeinträchtigt werden können. So scheint faserreiche Kost die Zinkaufnahme zu behindern.

Außer den in den Beipackzetteln der jeweiligen Zinkverbindungen genannten möglichen Nebenwirkungen sind bei Zink nur positive Effekte bekannt. Zink ist nicht nur ein Stoff, der das Immunsystem stärkt, es wirkt auch positiv auf den gesamten Stoffwechsel des Körpers. Viele Patienten berichten, dass sie seit regelmäßiger Einnahme von Zink kaum noch Erkältungskrankheiten haben. Dies kann auch zu gesteigerter Leistungsfähigkeit und zu einer Verbesserung des Allgemeinbefindens führen. Daher ist diese Behandlung auch für Schwangere und Kinder zu empfehlen.

Thymuskin

Rezeptfrei in Apotheken

Ein anderer Behandlungsansatz der Alopecia areata ist die Therapie mit Thymuskin, das in Apotheken in Form eines Shampoos und einer Haarkur rezeptfrei erhältlich ist.

Testergebnisse haben gezeigt, dass Thymuspeptide Zellen des Immunsystems anregen. Diese Erkenntnisse wurden an mehreren deutschen Haut- und Universitätskliniken durch Anwendungsbeobachtungen bestätigt. Bei Patienten mit kreisrundem Haarausfall kam es in 65 % der Fälle nach neun bis zwölf Monaten zu einem sichtbaren Haarwachstum am Kopf und/oder Körper. Bemerkenswert scheint hierbei, dass bei den Patienten der kreisrunde Haarausfall bis zu 18 Jahre bestand und sich die meisten bereits einer erfolglosen Behandlung mit Kortisonpräparaten, DCP, Dapson oder der PUVA-Bestrahlung unterzogen hatten.

Die Anwendung ist sehr einfach und kann zuhause durchgeführt werden. Die Haare bzw. die Kopfhaut werden mit sehr warmem Wasser

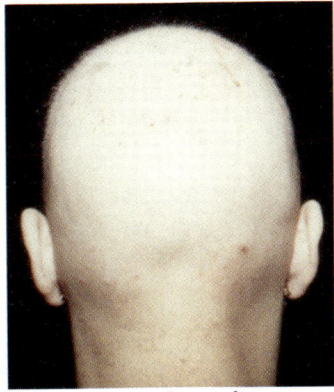

Abb. 29: Junge Frau mit Alopecia areata totalis vor der Behandlung

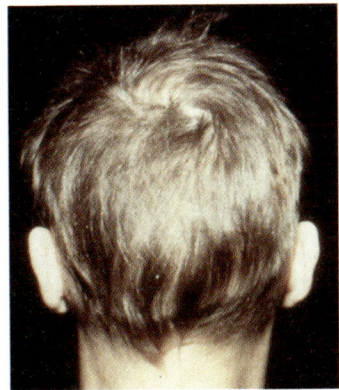

Abb. 30: Nach 6 Monaten Behandlung mit Thymuskin

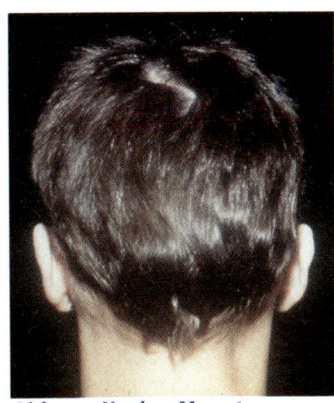

Abb. 31: Nach 9 Monaten Behandlung mit Thymuskin

Fotos: Thymuskin Cosmetic Klett-Loch GmbH

gründlich gespült, um alle wasserlöslichen Schmutzpartikel zu entfernen. Danach wird das Haarshampoo ca. eine Minute lang kräftig in Haare und Kopfhaut einmassiert und anschließend gründlich ausgespült. Zum Schluss wird die Haarkur gleichmäßig auf der handtuchtrockenen Kopfhaut verteilt und mit den Fingerspitzen so lange eingerieben, bis sie vollständig von der Haut aufgenommen wurde. Diese Anwendung sollte einmal täglich, am besten morgens und je nach Dauer des Haarausfalls und Ausprägung 4–6 Monate lang durchgeführt werden. Lesen Sie sich vorher genau die Anwendungshinweise im Beipackzettel durch, denn nur der richtige Gebrauch führt zum Erfolg.

Positive Ergebnisse können sich bei erfolgreicher Behandlung nach etwa drei Monaten durch einen starken Rückgang der ausfallenden Haare zeigen. Nach 9–12 Monaten beginnen neue Haare nachzuwachsen. Wenn alle Kahlstellen vollständig zugewachsen sind, ist eine 2- bis 3-mal wöchentliche Behandlung ausreichend. Um einem Rückfall vorzubeugen, sollte diese Mindestanwendung auf jeden Fall beibehalten werden, denn auch bei dieser Therapievariante werden die Ursachen des kreisrunden Haarausfalls nicht beseitigt.

Langfristige Anwendung verspricht Erfolg

Ein besonderer Vorteil besteht allerdings darin, dass nach medizinischen Gutachten offenbar keinerlei Nebenwirkungen beobachtet wurden.

PUVA

Als wenig erfolgreich hat sich die so genannte Photochemotherapie erwiesen. Hierbei wird eine chemische Substanz zur Sensibilisierung bei der Bestrahlung mit beispielsweise Psoralen-UVA-Licht (PUVA) aufgetragen.

Topische Immuntherapie

Reiztherapie will Immunsystem ablenken

Am erfolgreichsten ist die Form der Reiztherapie, eine Art Immunstimulation, die im Prinzip schon im alten Griechenland angewandt wurde und bei der man Kontaktallergene erzeugt, um die Kopfhaut zu reizen. Ende der 70er Jahre wurde diese Therapieform erstmals in Deutschland an Versuchspersonen getestet. Basierend auf dem gedanklichen Ansatz, dass durch eine Reizung der Kopfhaut der Haarwuchs angeregt werden kann, trägt man eine chemische Substanz auf den Kopf auf. Dadurch wird ein so genanntes Kontaktekzem erzeugt. Das irregeleitete Immunsystem des Patienten soll dadurch abgelenkt werden und die Aggression gegen die eigenen Haarwurzeln unterlassen. In der so behandelten Kopfhaut wird neues Haarwachstum angeregt.

Die Konzentration muss relativ hoch sein, um eine erste Sensibilisierung zu erzielen. Bei den folgenden Behandlungsterminen wird die individuelle Empfindlichkeit des Patienten festgestellt. Ziel ist ein mildes Ekzem mit Rötung und Juckreiz, aber ohne Blasenbildung und Nässen. Dies erfordert in der hautärztlichen Praxis viel Erfahrung. Daher ist vor dem Versuch einer Selbstbehandlung dringend zu warnen. Es handelt sich um eine komplizierte Therapie, die für den Patienten mit einem hohen Zeitaufwand verbunden ist. Da während der Therapie laufend Blutuntersuchungen angeraten sind, sollte diese Therapie nur in dafür ausgestatteten Hautkliniken mit dem entsprechend geschulten Personal oder in der Praxis eines Hautarztes, der in der Anwendung dieser Substanz erfahren ist, durchgeführt werden. Zur Beratung über diese Therapie sollten Sie sich an Ihren Hautarzt oder die nächstgelegene Hautklinik wenden. Dort erfahren Sie die Adressen von Zentren, in denen die Behandlung durchgeführt wird.

Die Behandlung ist etwa bei der Hälfte der Patienten mit totalem oder nahezu vollständigem Haarverlust erfolgreich. In diesen Fällen stellt sich innerhalb der ersten drei Monate befriedigendes Haarwachstum ein. Wenn nach ungefähr einem halben Jahr kein Haarwachstum eingesetzt

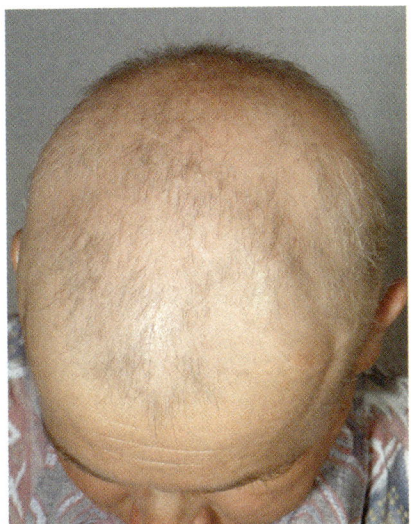

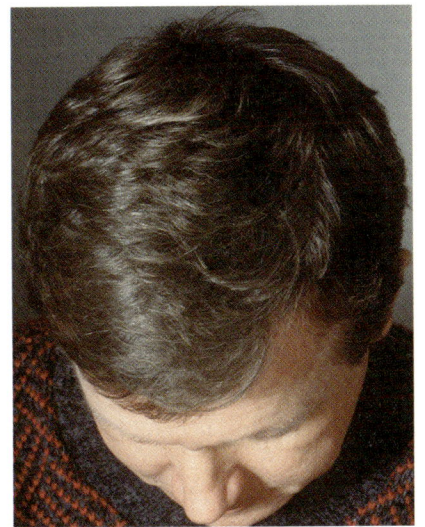

Abb. 32: Schwere Form der Alopecia areata vor der Therapie mit DCP

Abb. 33: Nach der Therapie mit DCP mit einem sehr guten Behandlungs-ergebnis

Fotos aus: Trüeb R, Lier D: Hauptsache Haar. Rüffer & Rub Sachbuchverlag.

hat, ist ein Therapieerfolg unwahrscheinlich. Die Behandlung sollte dann abgebrochen werden.

Auch diese Behandlung muss so lange weitergeführt werden, wie die Krankheit aktiv bleibt. Und dies kann oft ein Leben lang der Fall sein. Es gibt Versuche, sich mit der Therapie »auszuschleichen«, wenn ein zufriedenstellendes Haarwachstum erreicht ist. Es liegen jedoch keine gesicherten Zahlen vor, wie viele Patienten dauerhaft ihre Haare behalten haben.

Die verwendeten Substanzen, Diphencyprone (DCP) und Quadratsäuredibutylester (SADBE), sind in Deutschland als Medikamente nicht zugelassen. Daher ist diese Therapie als Heilversuch zu betrachten, der nur dann durchgeführt werden kann, wenn die persönliche Einwilligung des Patienten in schriftlicher Form erfolgt ist.

Empfehlenswert ist diese Methode nur bei ausgedehnten und schwerwiegenden Formen des kreisrunden Haarausfalls. Die toxikologischen Nebenwirkungen sind bis heute nicht geklärt. Aus arzneimittelrechtlichen Gründen und wegen der möglicherweise erheblichen und lang-

DCP – nur wenn nichts anderes hilft

79

fristig noch nicht erforschten Nebenwirkungen sollte die Behandlung bei Kindern nicht angewendet werden. Bei einer bestehenden Schwangerschaft oder bei zukünftigem Kinderwunsch sollten Frauen auf diese Behandlung verzichten. Das Risiko einer Fruchtschädigung ist nicht ausreichend erforscht.

Unter Umständen erhebliche Nebenwirkungen

Die Nebenwirkungen können zum Teil erheblich sein. Zu Beginn der Behandlung kann eine zu hohe Dosierung eine äußerst starke Ekzemreaktion bewirken. Ebenfalls möglich ist, dass durch das Auftragen der Substanz auf den Kopf eine Streuung des Ekzems am ganzen Körper hervorgerufen wird. In diesem Fall muss die Behandlung sofort abgebrochen werden. Eine Beeinflussung der Hautpigmentierung ist bei Personen mit dunklerem Hauttyp in Einzelfällen beobachtet worden. Andere schwerwiegende Nebenwirkungen sind bisher nicht bekannt.

Akupunktur

Die Akupunktur hält in zunehmendem Maße Einzug in die westliche Medizin, zumeist als Ergänzung schulmedizinischer Behandlungsverfahren. Die Akupunktur ist Bestandteil der traditionellen chinesischen Medizin (TCM) und wird von der Weltgesundheitsorganisation (WHO) bereits für mehrere Erkrankungen als Behandlungsform empfohlen.

In der Theorie der Akupunktur geht man davon aus, dass der Körper in bestimmten Bahnen, den so genannten Meridianen, von Energie durchströmt wird. Auf den Meridianen liegen die meisten Akupunkturpunkte, welche entsprechend der zu behandelnden Erkrankung mit Akupunkturnadeln, Laser oder Wärmeanwendungen sanft »stimuliert« werden. Durch die Akupunktur werden »Energieblockaden« in den Meridianen aufgehoben und die zu behandelnden Organe bzw. deren Funktionskreise zur Selbstheilung angeregt.

Über den Einsatz der Akupunktur in der Behandlung des kreisrunden Haarausfalls sprach Dr. Jens Meyer, Redakteur von www.haarerkrankungen.de, mit Prof. Dr. Emil Iliev im Rahmen der Jahrestagung der Deutschen Dermatologischen Gesellschaft (DDG) 2005 in Dresden. Prof. Iliev ist leitender Arzt des Akupunktur-Institutes der Universitäts-Hautklinik Sofia.

Wie verläuft eine Akupunktur-Therapie bei Alopecia areata?

Zunächst werden 15 Sitzungen täglich oder alle 2 Tage durchgeführt. Dabei werden im Wechsel Akupunkturpunkte auf der Körpervorderseite und auf der Körperrückseite genadelt, unter anderem der so genannte »Haarwachstumspunkt«. Um kahle Herde auf der Kopfhaut herum können auch Nadeln gesetzt werden. Wir nennen das auch »den Drachen umkreisen«. Einige Punkte am Rücken werden nach der Akupunktur mit Moxibustion behandelt. Hierbei wird der Haut über kleine zigarrenartige Krautrollen Wärme zugeführt. Nach dem ersten Behandlungszyklus ist zunächst ein Monat Pause, danach folgen 10 bis 12 weitere Sitzungen. Weitere drei Monate später folgt ein dritter Therapiezyklus. Bei leichteren und mittelgradigen Formen ist die Behandlung dann abgeschlossen. Bei schweren Formen erfolgen weitere Zyklen in Abständen von 3 Monaten.
Neben der Akupunktur können noch weitere Verfahren, wie beispielsweise die chinesische Diätetik, zum Einsatz kommen.

Wie sind Ihre Erfolge mit der Akupunktur beim kreisrunden Haarausfall?

Die Erfolge mit der Akupunktur sind gut. Wie bei allen anderen Verfahren sind die Aussichten für Patienten mit kürzerer Erkrankungsdauer und kleinerem Befall günstiger, aber auch bei vielen langjährigen und ausgeprägten Fällen haben die Akupunktur-Behandlungen schon geholfen. Natürlich gibt es Fälle, bei denen auch die Akupunktur nicht anschlägt.

Bei allen Behandlungsformen gegen den kreisrunden Haarausfall sollten Sie bedenken, dass nur die Symptome bekämpft werden und Sie die Behandlung unter Umständen ein Leben lang fortführen müssen, wenn Sie Ihre Haare behalten wollen.

Diffuse Formen von Haarausfall

Diffuser Haarausfall, bei dem die Haardichte nachlässt, tritt überwiegend bei Frauen auf. Bei dieser Form von Haarausfall ist eine besonders sorgfältige Diagnose Grundvoraussetzung für eine erfolgreiche Behandlung. Die Ursachen für einen diffusen Haarausfall sind am schwierigsten zu diagnostizieren. Umfassende Untersuchungen – inkl. der Laborwerte – sind erforderlich. Zu Beginn einer Behandlung muss festgestellt

Meistens sind Frauen betroffen

81

werden, ob die Ursache in der Einnahme bestimmter Medikamente, einer Infektion, einer Vergiftung oder ähnlichen den Haarausfall verursachenden Krankheiten zu suchen ist. Beispielsweise spricht man auch bei Krebspatienten von diffusem Haarausfall, der in diesem Fall durch die Chemotherapie ausgelöst wird. Hier können das Trichogramm und intensive klinische Untersuchungen Aufschluss geben.

Besonders bei Frauen sind Verwechslungen mit dem androgenetischen Haarausfall möglich. Dies kann auch durch das Trichogramm nicht ganz ausgeschlossen werden. Die genaue Feststellung der Ursachen gestaltet sich – wie gesagt – oft schwierig.

Thymuskin

Erstaunliche
Ergebnisse

Das Mittel Thymuskin, das bereits in vorausgehenden Abschnitten Erwähnung fand, kann unter Umständen eine Besserung hervorrufen. Umfassende Untersuchungen, unter anderem am Deutschen Krebsforschungszentrum in Heidelberg und an der Heidelberger Universitäts-Frauenklinik, zeigten Anfang der 90er Jahre erstaunliche Ergebnisse. Der Haarausfall bei Krebspatientinnen konnte, abhängig vom Krebstyp und von der eingesetzten Chemotherapie, deutlich gehemmt werden. An der Hautklinik in Darmstadt wurde nach 12-monatiger Behandlung von Patienten mit diffusem Haarausfall mit Thymuskin-Haarshampoo und -Haarkur in 86 % aller Fälle neues Haarwachstum beobachtet. Die Anzahl der täglich ausgefallenen Haare sank von 245 Haaren vor Therapiebeginn auf 10 Haare nach 12 Monaten.

Vor einigen Jahren haben sich Wissenschaftler des Max-Planck-Instituts für Immunbiologie in Freiburg mit der Frage beschäftigt, wie das Immunsystem auf der Ebene der Moleküle funktioniert. Dabei ist es ihnen gelungen, die Wirkung eines wichtigen Reglers aufzuklären. Das entdeckte Protein ist wesentlich an der Bildung von Haaren beteiligt. Es reguliert die Aktivitäten zahlreicher Gene, die die Informationen für die so genannten Struktur-Proteine unserer Haare enthalten. Viele haben unter dem Namen Keratine bereits von diesen Proteinen gehört. Keratine sind Eiweißstoffe, die dafür sorgen, dass das Haar eine gute Struktur und Festigkeit erhält. Wie so oft in der Forschung ein Zufallstreffer.

Dennoch dürfen sich Menschen mit Haarausfall keine allzu großen Hoffnungen machen. Die Ergebnisse können möglicherweise nur bei unerwünschtem Haarwuchs Anwendung finden. Und selbst hier besteht noch großer Entwicklungsbedarf. Ob diese Ergebnisse in der Zukunft zur Entwicklung von neuen Therapieverfahren bei Haarausfall dienen werden, ist zum jetzigen Zeitpunkt noch unklar. Bis solche Studien und Anfangserfolge in der Forschung zu wirksamen Heilmethoden führen können, vergehen oft Jahre, wenn nicht Jahrzehnte.

Realistisch bleiben

Daher ist es für den einzelnen Menschen, der unter Haarausfall leidet, wichtig, nicht gleich bei jeder Zeitungsmeldung über Forschungsergebnisse in einen Zustand der Euphorie zu verfallen. Lassen Sie sich von einem sachkundigen Hautarzt aufklären oder informieren Sie sich im Internet.

Wenn Sie in einem angemessenen Zeitraum keine Besserung Ihres Haarausfalls feststellen, sollten Sie unbedingt nochmals den behandelnden Arzt aufsuchen. Werfen Sie nicht gleich die Flinte ins Korn. Ihr Hautarzt kann unter Umständen weitere Behandlungsmöglichkeiten versuchen. Es gibt viele Wege, Haarausfall zu bekämpfen.

Alternative Heilmethoden

Die Erfolge alternativer Heilmethoden bei Haarausfall sind umstritten. Problematisch ist vor allem, dass in den meisten Fällen keine wissenschaftlichen Forschungsergebnisse vorliegen. Dennoch sollen im Folgenden die wesentlichen Therapieansätze erläutert werden.

Akupunktur

Mit Akupunktur lassen sich chronische und akute Erkrankungen wie Migräne, Asthma oder Rückenschmerzen behandeln. Auch über positive Erfahrungen bei der Behandlung des kreisrunden Haarausfalls wird verschiedentlich berichtet (siehe Abschnitt Kreisrunder Haarausfall).
Eine Behandlung dauert etwa 20 Minuten und erfolgt mindestens einmal pro Woche. Innerhalb von 10 Behandlungen sollte eine Besserung eingetreten sein. Belege für die tatsächliche Wirksamkeit liegen nicht vor.

Phytotherapie

Die Phytotherapie setzt bei der Behandlung von Haarausfall pflanzliche Mittel ein, die den Haarboden reizen und dadurch das Wachstum neuer Haare anregen sollen. Die Wirksamkeit solcher Behandlungsmethoden konnte in verschiedenen Studien bewiesen werden. Allerdings sind aus der Natur gewonnene Heilkräuter keineswegs nebenwirkungsfrei. Von einer Eigenbehandlung ist deshalb unbedingt abzuraten.

Traditionelle Chinesische Medizin

Die traditionelle chinesische Medizin (TCM) erfreut sich auch in Europa zunehmender Beliebtheit. Die Sichtweise der Chinesen bez. Haarausfall unterscheidet sich nur unwesentlich von der westlichen Schulmedizin.

Die TCM hält genetische und psychische Faktoren genauso für mögliche Auslöser für Haarausfall wie bestimmte körperliche Erkrankungen oder die Einnahme von Medikamenten. Sogar der kreisrunde Haarausfall ist den Chinesen bekannt.

Nach dem Verständnis der TCM speichert die Leber das Blut. Ausläufer des Blutes sind unsere Haare. Die Nieren nähren die Knochen. Daher hängt nach Sichtweise der TCM Haarausfall mit einer Schwäche von Leber und Nieren zusammen. Dementsprechend versucht die TCM, Blut »zu tonisieren, Leber und Nieren zu nähren, Milz und Qi zu stärken, Hitze des Blutes zu kühlen oder Leber-Qi zu regulieren.«
(Dr. Li vom Institut für chinesische Medizin Bremen/Universität Shanghai, Übersetzung: Frau Jianping Yang und Frau Dr. S. Jaacks, Bearbeitung: Dr. J. Meyer, www.haarerkrankungen.de)

Bei der Behandlung des seborrhoischen Haarausfalls besteht die Behandlung »darin, Hitze auszuleiten, Wind zu entfernen, Feuchtigkeit auszuscheiden, die Leber zu besänftigen, die Funktion der Milz zu stärken und das Blut zu tonisieren.« (dito)

»Darüber hinaus können folgende Nahrungsmittel gesunden Haarwuchs begünstigen: Sojabohnensprossen, Knoblauch, Kürbiskerne, Sonnenblumenkerne, Gurken und Bohnen. Insgesamt sollte eiweißhaltigen Nahrungsmitteln der Vorzug vor fetthaltigen gegeben werden. Allgemein können Ruhe, Stressreduktion, Entspannung und sportliche Tätigkeit gutem Haarwuchs förderlich sein.« (dito)

Es gibt für diese alternativen Heilmethoden und ihre Wirksamkeit kaum wissenschaftliche Belege. Wenn Sie so stark unter Ihrem Haarausfall leiden, dass Sie nichts unversucht lassen wollen, können Sie natürlich auch solche zusätzlichen Therapiemöglichkeiten ausschöpfen. Besprechen Sie die Chancen in Ruhe mit Ihrem Hautarzt.

Wie man Scharlatane enttarnt

Ich war am Rande der Verzweiflung, als ich in der Zeitung das folgende Inserat entdeckte.

Ich war am Rande der Verzweiflung!

Mein Kopf glich einer Mondlandschaft, die nur von einem kleinen Streifen üppiger Vegetation am Äquator unterbrochen wurde.

Ich verzweifelte nicht!

Ich behandelte mein Haar mit dem amerikanischen Wundermittel Isotropium superflex und bin jetzt vollkommen geheilt sowie auch glücklicher Vater zweier Kinder.

Erhältlich in armselig kleinen Probetuben für Geizhälse zu 1 Pfund 20, in gigantischen Riesentuben für den ökonomisch denkenden Mann zu 9 Pfund 80.

Ich kaufte eine gigantische Riesentube, um den Prozess zu beschleunigen.

Aus dem Tagebuch eines Haarspalters von Ephraim Kishon

Das große Geschäft mit Haaren

Das Geschäft mit Haaren ist ein Millionenprojekt, Kundenfalle und entscheidender Wirtschaftsfaktor zugleich. Ohne Zweifel der am härtesten umkämpfte Markt in der Kosmetikbranche. Hier tragen die Medien und die Werbebranche eine große Verantwortung. Schließlich sind sie es, die die »haarigen« Botschaften überbringen und uns tausendfach vorgaukeln, wie wir zum ersehnten Lebensglück finden können. Die Anzeigenseiten der Zeitschriften sind voll von Anpreisungen der verschiedensten Haarwuchsmittel.

Neben vielen anderen Mittelchen berichtet die Presse immer wieder über Noni, den Saft der tropischen Strauchfrucht Morinda citrifolia. Seit einiger Zeit wird versucht, in Deutschland ein flächendeckendes Vertriebsnetz aufzubauen. Nach Werbeaussagen soll der Saft dieser Frucht eine positive Wirkung auf das Immunsystem ausüben und wird daher auch für Krebspatienten propagiert.

Diese Werbekampagne ist als höchst gefährlich einzustufen. Laut einer Veröffentlichung von Prof. Josef Beuth, Köln, ist »die tatsächliche Wirkung/Wirksamkeit des Fruchtsaftes aus Morinda citrifolia (NONI-Saft) bei

NONI – ein gefährlicher Saft?

Tumorpatienten/innen mehr als ernüchternd. Der Saft enthält außerdem eine Anzahl verschiedener Pilzgifte, die vermutlich krebsauslösende Eigenschaften haben können. Von einer Anwendung beim Menschen muss also dringend abgeraten werden. In den USA und Finnland gibt es bereits Bestrebungen von Ministerien, den Vertrieb dieses Saftes zu verbieten.«

Im Laufe der Jahrhunderte gab es schon immer die merkwürdigsten Mixturen, um vorhandene Haare zu erhalten oder verloren gegangene wieder sprießen zu lassen. Mancher geheimnisvoll lateinisch bezeichnete Stoff entpuppt sich als altbekanntes Naturprodukt. Kritik und Skepsis sind in allen diesen Fällen angebracht.
Wer **den** Stoff gegen Haarausfall im Allgemeinen gefunden hat, braucht für den Rest seines Lebens nicht mehr zu arbeiten! Dennoch fallen tagtäglich unzählige Menschen auf diese Versprechen herein.

> »Je hoffnungsloser die Situation, desto größer ist die Hoffnung.«
> Sir Peter Ustinov, Schauspieler

Es ist – im wahrsten Sinne des Wortes – haarsträubend, welche Theorien und Behauptungen verbreitet werden, um mit der Angst vor Haarausfall Geschäfte zu machen. Hier einige der schlimmsten Beispiele, denen Sie, in Ihrem eigenen Interesse, keinen Glauben schenken sollten.

„Haare spiegeln die geistige Haltung eines Menschen wider.«
Blödsinn!
Wenn dem so wäre, würde dies bedeuten, dass Männer mit Glatze überhaupt keine Einstellung haben,
dass Frauen mit dünnem Haar einen entsprechend faden Charakter hätten,
dass Afrikaner mit krausem Haar kein Anpassungsvermögen besäßen.
Tatsächlich sind die Dichte der Haare, ihre Farbe und ihre Spannung überwiegend erblich bedingt. Der Zustand unserer Haare unterliegt auch Ernährungsbedingungen, aber in keiner Weise der inneren Einstellung eines Menschen.

„Haare haben eine Organfunktion.«
Quatsch!
Eben deshalb konnte bis heute niemand erklären, was das sein soll.
Haare sind tote Hornfäden, die aus der Kopfhaut ragen.

„Haarausfall ist die Folge von Übersäuerung im Körper."
Unsinn!
Es gibt keine Belege für diese Aussage. Die Ursachen für eine Glatzenbildung sind zweifellos vielschichtiger als eine Übersäuerung im Körper. Es gibt verschiedenste Formen von Haarausfall, für die mindestens ebenso unterschiedliche Gründe verantwortlich sind.

„Schuppen entstehen dann, wenn wir nicht zulassen, eine Grenze zu durchbrechen."
Absoluter Schwachsinn!
Die Bildung von Schuppen hängt mit der Kopfhaut und nicht mit den Haaren zusammen. Auch Schuppenflechte, Neurodermitis, Keime, Pilze oder andere Infektionen der Kopfhaut können dafür verantwortlich sein.

„Elektrisch aufgeladene Haare sind ein Hinweis auf Spannung im Körper."
Irrsinn!
Natürlich können sich Haare elektrisch aufladen. Dies ist ein elektrophysiologischer Vorgang, der entsteht, wenn man einen Pullover mit starkem Synthetikanteil überzieht oder mit Gummisohlen über einen Kunststoffboden schlurft. Das hat absolut nichts mit geistigen Vorgängen zu tun.

„Glanzloses Haar symbolisiert eine kraftlose Haltung."
Plumper geht es nicht mehr!
Wenn die Zusammenhänge in der Natur immer so einfach wären! Stumpfes Haar ist meist auf Pflegefehler zurückzuführen. Es kann auch eine Folge von Mangelerscheinungen und inneren Erkrankungen sein.

„Graue Haare bedeuten, dass der Blick in die Vergangenheit gerichtet ist."
Absoluter Stumpfsinn!
Gerade in unserer heutigen Zeit, in der die Menschen immer länger leben und auch jenseits der 60 aktiv und vital sind, wären sie, nur weil sie graue Haare haben, nicht mehr in der Lage, nach vorn zu schauen und in die Zukunft zu planen.

Haaranalyse – was bringt das?

Kommerzielle Haaruntersuchungen haben Hochkonjunktur. Labors versprechen in großen Anzeigen, mit Hilfe von Haaranalysen einen Mineralstoffmangel und Schadstoffbelastungen nachzuweisen. Dabei wird die stoffliche Zusammensetzung der Haarschäfte untersucht.

Die Stiftung Warentest hat im Oktober 2004 die Bewertung von vier Labors veröffentlicht. Die Ergebnisse waren katastrophal. Bei ein und derselben Person kam es bei den Ergebnissen der verschiedenen Labors zu derart großen Schwankungen, dass die Stiftung Warentest Haaranalysen zur Beurteilung des allgemeinen Gesundheitszustands als ungeeignet bezeichnet.

Bestenfalls für die Gerichtsmedizin geeignet

Richtig ist, dass Haare die Eigenschaft besitzen, körperfremde Stoffe zu speichern. Dies geschieht in einem feinen Netz von Blutgefäßen rund um die Wurzel des Haares. Von hier aus können Umweltgifte, Drogen, Medikamente in die Haarzellen wandern. Grundsätzlich kann man also Fremdstoffe in den Haaren auch nach längerer Zeit nachweisen. In der Gerichtsmedizin finden solche Verfahren Anwendung.

Doch Stoffe können auch von außen ins Haar eindringen. Außerdem ist die Menge der Ablagerungen individuell verschieden. Sie ist abhängig von Alter, Geschlecht, Haarfarbe, Umweltbedingungen und Haarwaschgewohnheiten. Bezüglich Mineralstoffen und Spurenelementen kann bislang niemand genau sagen, welcher Gehalt im Haar normal ist. Ferner gibt es keine Möglichkeit zu unterscheiden, welche Stoffe von innen oder von außen ins Haar gelangt sind. Auch für die Bestimmung von Krankheiten ist die Mineralstoffhaushaltsanalyse gänzlich ungeeignet. Blutuntersuchungen sind in diesen Fällen weitaus besser geeignet.
Fazit: Die Mineralstoffanalyse kostet viel Geld und liefert keine zuverlässigen Ergebnisse. Zuverlässige Informationen bringt sie in der Regel nur für die Gerichtsmedizin bei Nachweis eines Drogenkonsums, von Vergiftungen, Quecksilber- oder Bleibelastung.

Für den Betroffenen, der verzweifelt nach Hilfe sucht, sind es gerade die unseriösen Geschäftemacher, denen er geneigt ist, Glauben zu schenken. Hier wird mit den miesesten psychologischen Tricks gearbeitet. Längst sind nicht alle durchschaut und folglich aufgeflogen. Man schürt bewusst die Angst vor dem Verlust der schönen Pracht.

Oft genügt schon ein Doktortitel – käuflich erworben oder erdichtet –, ein weißer Arztkittel in einem Werbespot, und schon sind viele Menschen von der Seriosität des Haarwuchsmittels überzeugt.

Besonders wenn in Zeitungen und Zeitschriften Berichte über ein neues Mittel aus Indien oder China erscheinen, verlieren viele Haarpatienten ihren gesunden Menschenverstand und pilgern in Massen zu den neuen Gurus. Indien und China sind offensichtlich Länder, denen wir aufgrund all unserer abendländischen Skepsis zutrauen, dass man dort eher in der Lage ist, den Stein der Weisen zu finden. Schließlich sorgt auch die anhaltende Esoterikwelle dafür, dass man Therapien aus Ländern mit einem starken mystischen Erbe allzu schnell vertraut.

Insbesondere wenn die Wunderproduzenten von Selbsthilfeorganisationen hören, wittern sie das große Geschäft. Hier kann man Tausende von Fliegen mit einer Klappe schlagen. Denn hat man erst einmal die Macher der Organisation überzeugt, entsteht der so genannte Multiplikatoreffekt. Ein Betroffener empfiehlt das Produkt dem nächsten weiter. Die Mund-zu-Mund-Propaganda kommt in Gang. Und wem sollte man überhaupt glauben, wenn nicht jemandem, der selbst unter Haarausfall leidet! Daher sind Selbsthilfeorganisationen zu besonderer Sorgfaltspflicht und Verantwortung aufgerufen. Sie sollten als Filter dienen, um Patienten vor nicht erfüllbaren Erwartungen zu schützen.

Es gibt einige typische Merkmale, an denen man Geschäftemacher und Scharlatane erkennen kann:

- Ohne genaue Untersuchung und Diagnose wird eine (oftmals teure) Therapie empfohlen.
- Es werden Horrorszenarien beschrieben, falls man sich der Behandlung nicht unterzieht.
- Der Patient erhält kaum Zeit zum Überlegen.
- Es wird behauptet, dass diese Behandlung alles und jeden heilt.
- Häufig wird Barzahlung ohne Quittung verlangt.
- Für mehrere Behandlungen werden Vorauszahlungen gefordert.
- Schulmedizinische Methoden werden grundsätzlich angezweifelt.

Checkliste: Wie Sie Scharlatane enttarnen

Ganz einfach! Stellen Sie Fragen! Am besten in Form eines Briefes. Auf jeden Fall sollten Sie schriftliche Antworten fordern. An mündliche Versprechen (von neuem Haarwuchs) wollen sich viele dieser selbsternannten Haarspezialisten später nicht mehr erinnern.

Hier eine kleine Auswahl der wichtigsten Fragen. Von einem Scharlatan, der Ihnen außer leeren Versprechungen nichts zu bieten hat, werden Sie auf diese Fragen nie eine Antwort bekommen.

- Wie viele Fälle von Patienten mit welcher Form von Haarausfall wurden mit diesem Mittel/dieser Methode erfolgreich behandelt?
- Gibt es wissenschaftlich fundierte, medizinische Unterlagen über Testbehandlungen?
- Welche medizinischen Erkenntnisse haben Sie über diese Form von Haarausfall? (Die meisten dieser Scharlatane haben von den einfachsten Zusammenhängen beim Haarwachstum nicht die geringste Ahnung).
- Wie gestalten sich die Preise für Ihre Produkte/Methode?
- Wie lange kommt man in der Regel damit aus?
- Besitzen Sie Erfahrungen mit der Erstattung durch die Krankenkassen?

Abschließend bleibt zu sagen, dass bei allen Formen von Haarausfall frei verkäufliche Präparate und Haarwuchsmittel zwar in den meisten Fällen zur Langzeittherapie geeignet sind, aber wissenschaftlich meistens nicht ausreichend getestet wurden. Daher werden hohe Erwartungen generell enttäuscht, ganz zu schweigen von einem überstrapazierten Geldbeutel des Anwenders.

Wie die Kosmetik helfen kann

Die Haartransplantation – Wunsch und Realität

Wer Wert auf eigene Haare legt, muss auf operative Methoden zurückgreifen. Es gibt verschiedene Möglichkeiten, um zu neuen Haaren zu gelangen.

Unterschieden wird zwischen **Trans**plantationen eigener Haare und **Im**plantationen von Kunsthaaren. Bei der Implantation werden künstliche Haare **neu** eingepflanzt. Transplantation bedeutet eine Umverteilung der **vorhandenen** Haare – keine mengenmäßige Zunahme. Es müssen also noch eigene Haare in ausreichender Menge vorhanden sein. **Fremde Haare lassen sich nicht verpflanzen!** Würde man versuchen, Haare eines anderen Menschen zu transplantieren, so würden diese sofort vom eigenen Körper abgestoßen.

Die Eigenhaartransplantation

Die Eigenhaartransplantation wurde in den letzten Jahren technisch so verbessert, dass man sie bei geringer Ausprägung der kahlen Flächen empfehlen kann. Der Haarausfall muss zum Stillstand gekommen sein, bevor eine Transplantation vorgenommen werden kann. Fallen nach einer Transplantation weiter Haare aus, führt dies zu unschönen Inselbildungen. Man sollte sich daher nicht vor dem 30. Lebensjahr zu einer Transplantation von Eigenhaar entschließen. Der Transplantation sollte eine gründliche Aufklärung und Beratung durch einen unabhängigen Dermatologen vorausgehen.

Neue technische Standards

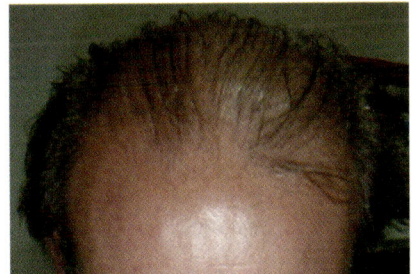

Abb. 34: Vor der Transplantation von Eigenhaar

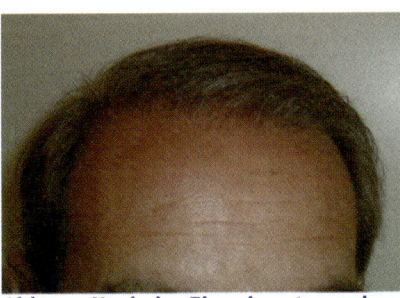

Abb. 35: Nach der Eigenhaartransplantation

Fotos: Groupe Baumann S.A.

Inzwischen zählen auch Frauen zu den Kunden von Haartransplantationszentren. Bei der androgenetischen Alopezie der Frau und bei Vernarbungen der Kopfhaut aufgrund von Unfällen oder Verbrennungen kann eine Haartransplantation neue Lebensqualität geben.

Wie eine Eigenhaartransplantation durchgeführt wird

Haarkranz am Hinterkopf bleibt ein Leben lang bestehen

Aus dem nicht vom Haarausfall bedrohten Haarkranz werden bis zu 50 % der Haarwurzeln, so genannte Mini- oder Micro-Grafts, entnommen. Diese werden dann auf die kahlen Bereiche des Oberkopfes übertragen.
Bei der androgenetischen Alopezie bleibt in fast allen Fällen ein Haarkranz lebenslang erhalten. Die Haare, die diesem Bereich entnommen werden, behalten ihre genetische Information auch an dem neuen Standort, d. h. sie wachsen weiter.

Allerdings müssen die an der Entnahmestelle verbleibenden Haarwurzeln stets ausreichen, um das natürliche Erscheinungsbild zu erhalten. Daher ist es unmöglich, eine größere Glatze wieder mit vollem Haar zu bedecken, wenn nur ein relativ kleiner Haarkranz vorhanden ist. Grundsätzlich ist es möglich, die Haare auch an anderen Körperregionen zu entnehmen. Das ist jedoch nicht sinnvoll, weil diese Haare von anderer Beschaffenheit und Struktur sind.

Transplantation erst, wenn der Haarausfall zum Stillstand gekommen ist

Um ein gleichmäßiges Bild zu erzielen, ist es notwendig, mehrere Operationen über einen längeren Zeitraum vorzunehmen. In der Regel sind bis zu vier Behandlungen nötig. Diese Eingriffe werden unter örtlicher Betäubung durchgeführt. Die Abstände zwischen den einzelnen Transplantationsterminen sollten möglichst kurz sein, um ein gleichmäßiges Erscheinungsbild zu garantieren. Nach Abschluss dauert es etwa drei Monate, bis die Haare an der neuen Stelle wieder zu wachsen beginnen.

Für einen natürlichen Eindruck muss der Chirurg auf die Wuchsrichtung der Haare achten. Wie wir bereits gesehen haben, wächst jedes einzelne Haar in einem bestimmten Winkel aus dem Follikel. Bei der Transplantation dieses Haares mit dem umgebenden Gewebe bleibt auch diese Veranlagung selbstverständlich erhalten.

Auf dem Gebiet der Schönheitschirurgie reicht fachliches Können des Arztes allein nicht aus. Auch die ästhetischen Aspekte müssen berücksichtigt werden. Was nützt eine Umverteilung der vorhandenen Haare auf dem Kopf, wenn sie danach in der falschen Richtung aus der Haut ragen?

Die Implantation von Kunsthaaren

Eine Einpflanzung von Kunsthaaren ist nicht zu empfehlen. Kunsthaare haben nur eine begrenzte Lebensdauer. Außerdem kann es zu Entzündungen der Kopfhaut kommen, denn diese Haare stellen einen eingepflanzten Fremdkörper dar. Dadurch entstehen nach dem Eingriff nicht selten Komplikationen.

Die Reduktionsmethode

Bei vernarbtem Haarausfall kommt die Reduktionsmethode in Betracht, bei der ein Teil der kahlen Stelle herausgeschnitten wird. Der Patient muss allerdings eine besonders gut zu verschiebende Kopfhaut haben. Die behaarten Kopfhautpartien um diese Kahlstelle herum werden zusammengezogen und vernäht. Aufgrund der hohen Elastizität der Kopfhaut ist dies in der Regel problemlos möglich. Die vernarbten haarlosen Stellen werden somit verkleinert. Bei großen Kahlflächen ist diese Methode allerdings nicht anwendbar. Die Kostenübernahme durch die Krankenkassen ist bei dem entstellenden vernarbten Haarausfall möglich. Fragen Sie auch dazu Ihren Arzt!

Ein seriöses Institut führt keine der oben beschriebenen Methoden bei krankhafter Glatzenbildung durch. Insbesondere beim kreisrunden Haarausfall ist wegen des unberechenbaren Verlaufs dieser Krankheit von einer Transplantation grundsätzlich abzuraten. Auch bei anderen, auf inneren Krankheiten oder Störungen beruhenden Formen von Haarausfall sollte keine Transplantation durchgeführt werden, da der Krankheitsverlauf nicht abzuschätzen ist und unter Umständen die frisch transplantierten Haare sonst wieder ausfallen.

Keine Transplantation bei krankhaftem Haarausfall

Auch auf diesem Markt tummeln sich unzählige Geschäftemacher. Ein seriöses Institut erkennen Sie u. a. daran, dass es Ihren Kopf gründlich untersucht, bevor es Ihnen einen Kostenvoranschlag unterbreitet.

Beachten Sie, um unangenehme Überraschungen zu vermeiden, folgende Tipps:
- Vor der Behandlung muss genauestens geklärt werden, welche Erwartungen Sie haben.
- Die Beratung selbst sollte kostenlos sein.
- Das geplante Transplantationsergebnis sollte ausführlich besprochen und der richtige Zeitpunkt geprüft werden.
- Vor der Operation sollte das Behandlungskonzept schriftlich festgehalten werden.
- Sie sollten detailliert über die Risiken des Eingriffs aufgeklärt werden.
- Ausschließlich Ärzte sollten den Eingriff durchführen!
- Treffen Sie keine vorschnellen Entscheidungen aus dem Bauch heraus!
- Fordern Sie von verschiedenen Instituten Informationsunterlagen an!
- Vorab sollte eine typ- und altersgerechte Beratung stattfinden.
- Überlegen Sie sich gut, wie Sie nachher aussehen möchten. (Eine Transplantation ist meistens endgültig!)
- Wie viel sind Sie bereit, aus eigener Tasche zu investieren?
- Sprechen Sie vor einer endgültigen Entscheidung mit Ihrem Hautarzt!

Sie müssen mit dem Ergebnis zufrieden sein. Bei der Auswahl des richtigen Instituts fällt es dem Laien oft schwer, die Spreu vom Weizen zu trennen. Wenn es um eine Eigenhaartransplantation geht, ist es vor allem wichtig, dass Sie ein erfahrenes Institut mit ebensolchen Transplantationsärzten finden.

Stellen Sie gleich beim ersten Beratungsgespräch die richtigen Fragen!
- Wie viele Transplantationen wurden an diesem Institut insgesamt bereits durchgeführt?
- Wie oft transplantieren Sie täglich, monatlich, jährlich?
- Wie sind Ihre Patienten mit dem Ergebnis zufrieden?
- Welche Komplikationen können bei einer Eigenhaartransplantation auftreten?
- Wie hoch ist die Wahrscheinlichkeit, dass es zu diesen Komplikationen kommt?
- Welche Ausbildung hat/haben der/die Transplantationsarzt/ärzte?

Die Kosten

Bei einer Eigenhaartransplantation muss man teilweise tief in die Tasche greifen. Die folgenden Kosten dienen lediglich als Richtwerte.

Geheimratsecken   ca. 1.800 € – 2.000 €
Stirnglatze   ca. 3.800 € – 4.000 €
Oberkopfglatze   ca. 7.000 € – 7.500 €

Neue Haare aus der Dose

Aus den USA und aus Japan kommt eine neue Idee, um kahle Stellen zu verdecken. Farbige Puderpartikel werden aufgestreut, docken an die eigenen Haare an und täuschen so mehr Haarvolumen vor. Zweifellos die einfachste und schnellste Lösung, um ein Haarproblem zu verdecken. Da diese Farbprodukte mittlerweile von unterschiedlichen Herstellern angeboten werden, sollte man vor dem Kauf einige Dinge beachten:

Es gibt Puder und Spray. Streut man den Puder über dem schütteren Haarbereich auf, so entstehen winzige haarähnliche Teilchen, die sich mit dem eigenen Haar verbinden. Danach wird mit einem Spray fixiert. So entsteht der Eindruck von mehr Haar, die Haarlänge bleibt dabei jedoch unverändert. Allerdings fliegt der Puder überall herum, und man hat schnell seine Kleidung und das gesamte Badezimmer mit eingefärbt. Entfernen lässt sich die falsche Farbe mit Shampoo, der Effekt hält also immer nur bis zur nächsten Haarwäsche.

Ähnlich verhält es sich mit dem Farbspray, das jedoch praktischer und einfacher in der Anwendung ist. Der feine Flaum – beispielsweise im Tonsurbereich bei der männlichen Glatzenbildung – und die Kopfhaut werden so mit Farbfasern überdeckt, dass wieder ein volles Haarbild entsteht.

Zunächst wird das Haar gewaschen und getrocknet. Dann besprüht man aus einem Abstand von rund 30 cm die lichten Stellen. Dabei sollte man darauf achten, dass nichts auf die Stirn gesprüht wird, denn von dort lässt sich die Farbe nicht so schnell wieder entfernen.

Nach drei Minuten Trockenzeit wird das umliegende Haar über die besprühte Stelle gekämmt. Das Haarverdichtungsspray muss anschließend mit Haarlack fixiert werden. Die Fixierung ist wichtig, damit die Farbe gegen Regen geschützt ist und nicht auf das Kopfkissen abfärbt.

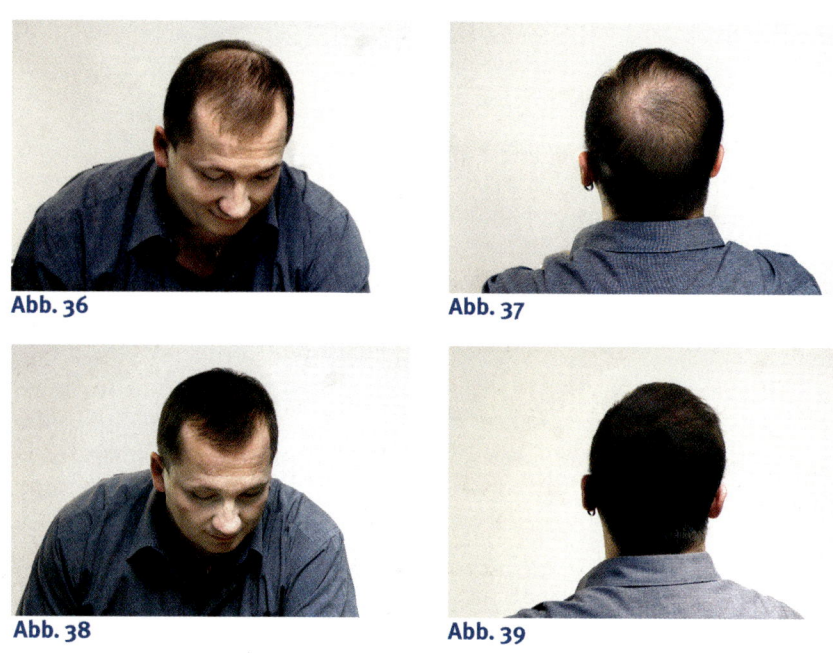

Abb. 36

Abb. 37

Abb. 38

Abb. 39

Abb. 36–39:
Vor und nach der Anwendung des Farbsprays
Fotos: Mathis Medical Marketing

Alle Produkte sind in unterschiedlichen Farbtönen erhältlich. Die Erfahrung hat jedoch gezeigt, dass es sinnvoll ist, immer einen etwas dunkleren als den natürlichen Ton zu wählen.

Puder und Spray sind nur sinnvoll bei teilweise lichtem Haar und kleineren kahlen Stellen (z. B. Narben nach einer Operation). Für größere Flächen oder gar eine komplette Glatzenbildung sind die Mittel nicht geeignet, da immer ausreichend Haare zum Überkämmen vorhanden sein müssen.

Über Hautreaktionen bei empfindlichen Personen lässt sich leider nichts herausfinden, auch wenn bei allen Herstellern von »absoluter Haut- und Haarverträglichkeit« gesprochen wird. Daher sollten Sie diese Produkte vorsichtig testen.

Haarverdichtung, Haarverlängerung, Toupets

Sie möchten für eine gewisse Zeit lange Haare haben? Ihre Haare erscheinen Ihnen zu dünn? Sie besäßen gerne volleres Haar? Das ist heute auch ohne Operation kein Problem mehr, und zwar für Frauen **und** Männer.

Haarverlängerung

Einmal lange Haare haben und nicht ewig warten müssen, bis sie gewachsen sind. Das macht eine Haarverlängerung möglich.

Wenn Ihre Haare am Kopf und an den zu verlängernden Stellen mindestens 10 cm lang sind, können Sie eine Haarverlängerung integrieren lassen. Der Frisör befestigt dabei fremde Strähnen aus Echt- oder Kunsthaar am Haaransatz in Ihren eigenen Haaren. Echthaar ist natürlich teurer als Kunsthaar, hält aber länger, weil es strapazierfähiger ist; es kann auch öfter benutzt werden.

Haarverdichtung

Bei zu dünnen Haaren, bei diffusem Haarausfall oder einer Glatzenbildung am Oberkopf schafft eine Haarverdichtung, oder auch Haarauffüller genannt, schnell Abhilfe. Wenn keine Stirnhaare vorhanden sind, wird bei der Herstellung des jeweiligen Haarauffüllers ein künstlicher Haaransatz, ein so genannter

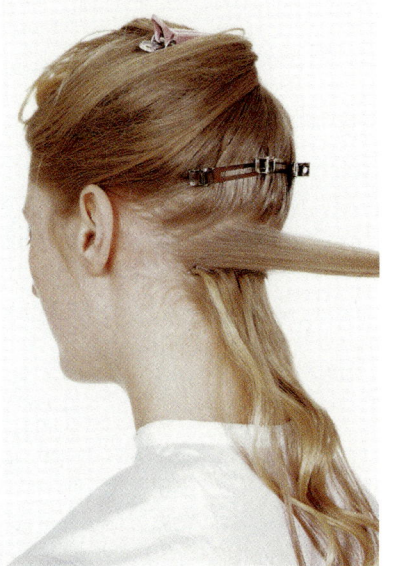

Abb. 40: Integration einer Haarverlängerung. MicroBellargo GbR

Monoansatz, gefertigt, der es ermöglicht, den Haarauffüller mit Klebepunkten in der Stirn zu befestigen. So entsteht der Eindruck, als kämen die Haare in der Stirn direkt aus der Kopfhaut.

Bei allen Formen von dünnem oder fehlendem Haar auf dem Oberkopf kann eine Haarverdichtung optisch wieder zu vollem Haar verhelfen, mit dem Sie ohne Einschränkungen allen Aktivitäten im Beruf und in der Freizeit nachgehen können. Dabei wird ein Haarteil auf den Kopf aufgesetzt. Der Unterbau (die Montur) besteht aus einem grobmaschigen Netz, durch das die eigenen Haare durchgezogen werden. Grundlegende Voraussetzung ist, dass genügend Haare für die Befestigung vorhanden sind.

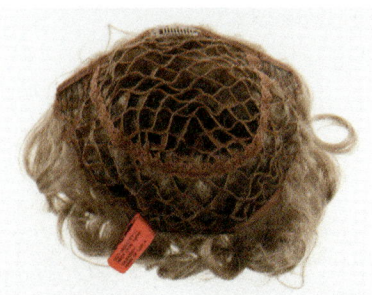

Abb. 41: Haarteil mit grobmaschigem Netz. Foto: Gisela Mayer GmbH

Da eine solche Haarintegration in den meisten Fällen an den eigenen Haaren befestigt wird, diese jedoch ungestört weiterwachsen, muss alle paar Wochen der Haaraufüller komplett abgenommen und neu eingearbeitet werden. Nur so kann garantiert niemand sehen, dass Sie ein Haarteil tragen.

Wichtig ist vor allem die Qualität der Haare, die im Haaraufüller verarbeitet wurden. Europäisches Echthaar wirkt auf jeden Fall natürlicher. Zu den verschiedenen Haarqualitäten bei Haarersatz finden Sie detaillierte Hinweise im Abschnitt »Perücken & Co.«.

Wie Haarverlängerung und Volumenfüller im Eigenhaar befestigt werden

Ein zweiter wichtiger Faktor ist die Art der Befestigung. Häufig werden Haarintegrationen verklebt. Diese Methode ist eigentlich heute überholt und birgt entscheidende Nachteile. Wenn das Haarteil aufgearbeitet werden soll, muss der Kleber mit schädlichem Lösungsmittel wieder entfernt werden. Logisch, dass das den Haaren und Ihrer Kopfhaut nicht gut tut. Auch Hülsen aus Metall können Schäden am Eigenhaar verursachen.

Entscheidend ist die Art der Befestigung

Damit Sie sich einen Überblick verschaffen können, werden im Folgenden die gängigsten Befestigungstechniken erläutert und ihre Vor- und Nachteile beschrieben.

Die Klebemethode. Der Haaraufüller wird mit Klebepunkten, so genannten Micropoints, im Eigenhaar befestigt. Die Anzahl der Klebepunkte richtet sich nach der Fläche des Haaraufüllers.

Vorteile:
• Auch bei einer Haarlänge unter 5 cm möglich.

Nachteile:
• Bei der Wiederbefestigung des Haaraufüllers nach 4 – 6 Wochen wird der Klebepunkt abgeschnitten. Für eine neue Befestigung müssen andere Haarpartien gefunden werden.
• Wenn die Klebepunkte durch einen chemischen »Remover« aufgelöst werden, besteht die Gefahr, dass die eigenen Haare beschädigt werden.

- Bei Empfindlichkeit gegen den Kleber kann es zu Hautreizungen kommen. Durch die Klebepunkte wird häufig ein Druckgefühl verursacht – besonders beim Schlafen.

Die Ganzflächenverklebung. Bei dieser Methode muss der Unterbau des Haarteils aus einer dünnen Folie bestehen. Die Eigenhaare werden vor dem Aufsetzen des Haarersatzes komplett abrasiert und nicht durch das Netz durchgezogen. Dann wird der Haarauffüller mit einem Kleber auf der gesamten Kopffläche befestigt. Dies ist eine übliche Befestigung bei Toupets, die nicht verrutschen und alles mitmachen sollen.

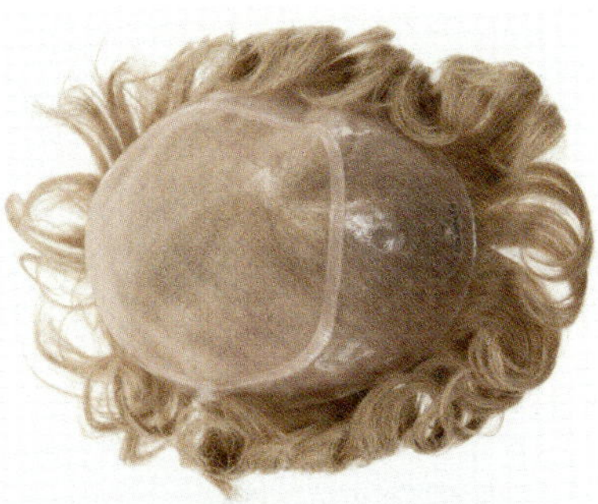

Abb. 42: Untermontur eines Herrentoupets (Folie/Tüll), die volle Atmungsaktivität gewährleistet
Gisela Mayer GmbH

Vorteile:
- Fremdhaar und Kopfhaut sind fest miteinander verbunden und vermitteln ein sicheres Tragegefühl.
- Es besteht eine geschlossene Montur.

Nachteile:
- Die Eigenhaare müssen abrasiert werden.
- Es kann zur Überempfindlichkeit gegenüber den Klebern kommen.
- Die Kopfhaut kann nicht »atmen«.

Die Clips-Methode. Am Haarauffüller sind 4 kleine oder größere Clips (flache Clips-Haarspangen) befestigt (je nach Größe des Haarauffüllers).

Vorteile:
- Guter Einstieg, um sich an die erstmalige Befestigung zu gewöhnen.
- Es ist keine 4- bis 6-wöchige Erneuerung notwendig. Daher ist dies eine Alternative für den kleinen Geldbeutel.
- Das Eigenhaar muss nicht regelmäßig durchgezogen und die Haarintegration kann selbst bei Bedarf auf- und abgesetzt werden.

Nachteile:
- Haarauffüller mit Clips können nachts nicht getragen werden, weil sie ein Druckgefühl auf der Kopfhaut erzeugen und das Eigenhaar geschädigt werden kann.

Die Weaving-Methode. Diese Befestigungsmethode ist sicherlich die bekannteste. Mit zwei oder drei Fäden wird aus dem Eigenhaar ein Webkranz geflochten. An diesem wird der Haarauffüller vernäht.

Vorteile:
- Fremd- und Eigenhaar sind fest miteinander verbunden und vermitteln ein sicheres Tragegefühl.
- Schonende Methode für das Eigenhaar
- Kein Einsatz von Chemikalien
- Geeignete Befestigungsart für alle Arten von Haarersatz (außer der Perücke)
- Eigenhaar kann immer wieder zum Verweben genutzt werden.
- Ein Abrasieren der Eigenhaare am Oberkopf ist nicht erforderlich.

Nachteile:
- Bei der Neubefestigung kann ein Druckgefühl entstehen.
- Die Verbindungsstelle zwischen dem geflochtenen Zöpfchen und dem Haarauffüller kann Druckstellen erzeugen.
- Beim Haarewaschen bleiben Shampooreste unter dem Zöpfchen zurück.

Allerdings sollten Sie gerade bei der sehr populären Methode des Hair-Weaving darauf achten, dass sie von einem Profi-Verweber durchgeführt wird. Fragen Sie vorher nach Ausbildung und Berufserfahrung, damit Sie sich nicht in falsche Hände begeben.

MicroBellargo ist der Sieger

Das System von Bellargo wurde im September 2004 von der Zeitschrift ökotest ausgezeichnet. Es besitzt den Vorteil, dass die Verbindung zwischen eigenem und integriertem Haar rückstandsfrei gelöst werden kann. Dadurch werden auch bei häufiger Anwendung Schäden an den eigenen Haaren und Durchblutungsstörungen der Kopfhaut vermieden.

Bei dieser Methode, MicroBellargo genannt, wird das Eigenhaar durch winzige (Gesamtlänge 6,5 mm) weiche Hülsen mit dem Fremdhaar verbunden. Alle vier Wochen muss erneuert werden, weil das eigene Haar wächst. Strähnen und Tressen können wiederverwendet und müssen nicht gekürzt werden. Die MicroBellargo-Hülsen sind farbig ans Haar angepasst. Sie werden mit leichter Wärme (keine Hitze!) eingefügt und auch wieder schonend entfernt. Alle Haarqualitäten können verwendet werden. Das eigene Haar wird durch den Haarträger gezogen. Es besteht keine direkte Verbindung zwischen Befestigungssystem und Kopfhaut.

Frau Gäng aus München, Frisörmeisterin und Erfinderin dieser Befestigungstechnik, erläutert ihre Methode:

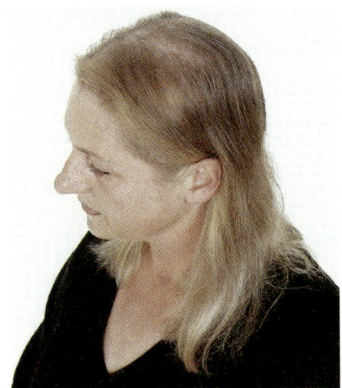

Abb. 43: Frau mit starkem Haarausfall am Oberkopf

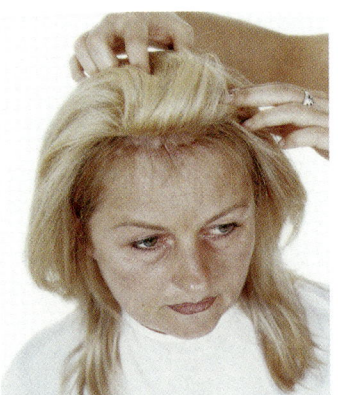

Abb. 44: Haarvolumenfüller wird mit der MicroBellargo-Technik integriert

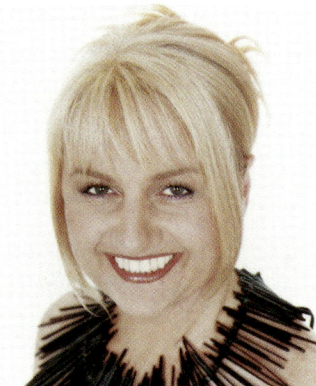

Abb. 45: Ein neues Lebensgefühl mit vollem Haar

Fotos: MicroBellargo GbR

»Bellargo und MicroBellargo sind Befestigungstechniken.
- Bellargo wird eingesetzt bei Haarverlängerung bzw. Haarverdichtung mit Fremdsträhnen aus unbehandeltem Eurohaar.
- MicroBellargo findet Verwendung bei Haarverlängerung und Haarverdichtung mit Tressen aus vorbehandeltem Indo- oder Eurohaar. Diese Befestigungstechnik ist auch für Dauerbefestigungen von Haarintegrationen, Halbperücken oder Toupets am Oberkopf geeignet.

Vorteile
- Hautreizungen und Druckbeschwerden sind ausgeschlossen.
- Es entsteht kein Fremdkörpergefühl.
- Es gibt keine Hautreizungen durch Kleber oder Lösungsmittel.
- Das Verfahren ist besonders kostengünstig durch jahrelange Wiederverwendbarkeit ohne Längenverlust der Strähnen.
- Das Eigenhaar wird geschont.
- Strapaziertes, krankes Eigenhaar kann sich erholen.
- Wir geben eine Garantie von 12 Monaten auf die Fremdsträhnen; mit Garantiepass.
- Die gleiche Haarpartie kann immer und immer wieder bei der Wiederbefestigung der Haaraufüller, Halbperücken oder Toupets verwendet werden.
- Es entstehen keine Rückstände beim Haarwaschen.

Einziger Nachteil:
- Die MicroBellargo-Methode kann erst ab einer Eigenhaarlänge von 5–6 cm angewendet werden.«

Die Systeme Bellargo und MicroBellargo können bei Frauen und bei Männern angewendet werden, das heißt, diese Befestigungsart ist auch für männliche Toupetträger bestens geeignet.

Während der Erstbefestigung wird den Kunden ausführlich die notwendige Pflege für ihren Haarauffüller erklärt. Diese Pflegeanweisungen werden dem Kunden anschließend in schriftlicher Form mitgegeben. Bei der MicroBellargo-Methode dauert die Einarbeitung eines Haarauffüllers (kleinste Größe = 8 x 9 cm) ca. 45 Minuten.

Ein gutes Fachgeschäft vereinbart ein unverbindliches und kostenfreies Beratungsgespräch. Grundsätzlich gelten die gleichen Regeln wie bei der Auswahl eines Perückengeschäftes. Die Dauer eines Erstgespräches liegt bei mindestens 30 Minuten.

Der Preis für die Verlängerung richtet sich nach der Länge und der Anzahl der Strähnen, etwa zwischen 450 Euro und 1.300 Euro plus Befestigungskosten von ca. 95 Euro. Diese Preisangaben variieren jedoch von Geschäft zu Geschäft. Bei Dauerbefestigungen müssen alle 4–6 Wochen zusätzliche Befestigungskosten entrichtet werden.

Seien wir doch mal ehrlich, meine Herren: Sieht ein gut sitzendes Toupet nicht allemal besser und gepflegter aus als Ihre kunstvoll mit Pomade verklebte Scheitelfrisur nach dem Prinzip »vom rechten zum linken Ohr«, die sich außerdem bei jeder Windböe auflöst? Lassen Sie sich beraten und testen Sie, damit Sie sich ein Bild von den phantastischen Möglichkeiten heutiger Toupets machen können.

Kein Haarauffüller bei kreisrundem Haarausfall und Chemotherapie

Sollte der Haarausfall den ganzen Kopf betreffen – z.B. während einer Chemotherapie – muss eine Perücke empfohlen werden. Auch bei einem beginnenden kreisrunden Haarausfall darf ein seriöser Zweithaarbetrieb nur Perücken empfehlen.

Perücken & Co.

Haarersatz ist die Alternative, wenn Therapien erfolglos bleiben, oder in einer Übergangszeit, beispielsweise während der Chemotherapie. In den letzten Jahren hat sich auf dem Perückenmarkt enorm viel verändert.

Ständig wird geforscht und entwickelt, um einen angenehmen Trage-komfort und absolut natürlichen Look zu erreichen. Echt- und Kunst-haar und alle Frisurenstile sind erhältlich. Die meis-ten Perücken sind heute vom eigenen Haar nicht zu unterscheiden. Die neue Generation von Perücken macht alles mit. Keiner sieht es! Keiner merkt es!

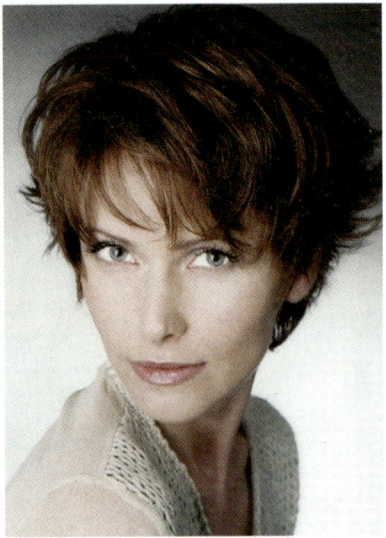

Das Tragen von Haarersatz ist kein Eingeständnis von Schwäche. Zweithaar bietet die Möglichkeit, das äußere Erscheinungsbild flexibel zu verändern.

Es gibt Perücken, die in Standardgrößen angeboten und solche, die nach Maß an den entsprechenden Kopfumfang angepasst werden. Standardperücken werden – wie Kleidung – nach häufig vorkommenden Normmaßen gefertigt. Diese Perücken sind in allen üblichen Größen und Farben sofort lieferbar.

Es gibt jedoch auch Zweithaar, das nach den genauen Maßen des jeweiligen Kopfes hergestellt wird, die so genannte Maßperücke. Wenn Sie eine außergewöhn-liche Kopfform besitzen, z. B. einen flachen Hinter-kopf oder einen sehr ausgeprägten Nackenbereich, sollten Sie sich für eine Maßperücke entscheiden.

Abb. 46: Vollperücke aus veredeltem Echthaar mit Anti-Rutsch-Montur
Modess Haarmoden GmbH

Auf die Kunst des Perückenmachens verstehen sich in Europa nur weni-ge Spezialisten. Perückenknüpfen ist ein Kunsthandwerk. Für eine gute Perücke ist Haar nicht gleich Haar. Wenn es nicht so aussehen soll wie die schlecht sitzenden Toupets älterer Herren, dann muss man vor allem auf Qualität achten und ein paar grundlegende Dinge über Haarersatz wissen.

Perücken machen ist eine Kunst

Man unterscheidet zwischen der Vollperücke, die den ganzen Kopf be-deckt, und dem Teilersatz, beispielsweise einem Toupet für den Ober-kopf, wie bereits im vorausgegangenen Kapitel beschrieben.
Für jeden Haarersatz sind drei wichtige Punkte entscheidend:
die Haare,
die Untermontur, in der die Haare befestigt werden und die direkt auf der Kopfhaut sitzt,
die Art, wie die Perücke am Kopf befestigt wird.

Kunst- oder Echthaar

Am häufigsten wird im Handel Synthetikhaar angeboten. Daneben findet man Echthaar in unterschiedlicher Qualität und Perücken mit einer Mischung aus Synthetik- und Echthaar.

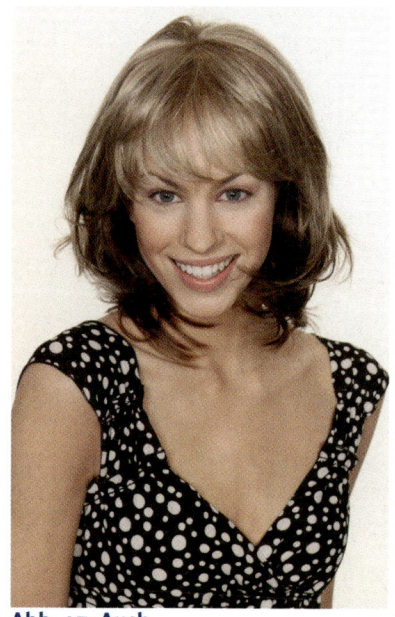

Abb. 47: Auch eine Synthetikperücke kann natürlich aussehen.
Foto: Bergmann GmbH & Co. KG

Echthaar kommt heute größtenteils aus Asien. China und Indien sind weltweit die größten Echthaarlieferanten. Aufgrund der dunklen, meist schwarzen Färbung ist das chinesische Echthaar in Europa eigentlich nicht zu gebrauchen. Daher wird dieses Haar zunächst gebleicht und anschließend für europäische Köpfe wieder schwarz, braun, rot oder blond gefärbt. Von Echthaar kann dann kaum mehr die Rede sein. Indisches Haar besitzt gegenüber dem chinesischen den Vorteil, dass es feiner ist.

Europäisches Schnitthaar ist am teuersten. In den meisten Fällen bleibt es vollkommen naturbelassen, da es in den unterschiedlichen Haarfarben vorhanden ist. Geschnitten und geliefert wird in fest geflochtenen Zöpfen. Eurohaar wirkt glänzender und weicher als asiatisches Haar. Für eine handgeknüpfte Perücke aus Eurohaar muss man etwa 1.500 Euro bezahlen.

Wer die Summe für eine Echthaarperücke nicht ausgeben will oder kann oder wer – beispielsweise aufgrund einer Chemotherapie – nur zeitweise an Haarverlust leidet, dem bietet das große Angebot an Kunsthaarperücken eine reiche Auswahl. Verschiedenste Frisuren, in allen Farben, mit oder ohne Locken, bieten etwas für jeden Geschmack.

Kunsthaar ist strapazierfähiger, besitzt jedoch weniger Glanz und Weichheit als Echthaar.

> Entscheiden Sie sich für Kunsthaar,
> - wenn Sie nicht viel Zeit für Aufsetzen und Frisurenstyling aufbringen können,
> - wenn Sie häufiger den Frisurenstil wechseln möchten,
> - wenn Sie Ihre Perücke sofort tragen möchten.

> Entscheiden Sie sich für Echthaar,
> - wenn Sie die Perücke färben oder wellen möchten,
> - wenn Sie Ihre Perücke selbst unterschiedlich stylen möchten,
> - wenn Sie einen individuell gefertigten Haarersatz in Maßarbeit suchen.

Die Untermontur

Bei den meisten Standardperücken handelt es sich um so genannte Tressenperücken. Sie bestehen aus einzelnen Bändern (den Tressen), in die die Haare maschinell eingeknüpft werden. Die Tressenperücke hat einen normalen Haarverlauf mit etwas mehr Volumen am Haaransatz. Tressenperücken können jedoch bei empfindlicher Kopfhaut zu Juckreiz führen. Sie sind für den medizinischen Bereich weniger geeignet.

Es gibt auch Tressenperücken mit Monofilamenteinsatz. Am Oberkopf oder Wirbel werden in hautähnliche Gewebe einzelne Haare eingeknüpft. Die Perücke kann dadurch mit Scheitel getragen werden. Der Mono-Einsatz verleiht guten Sitz, lässt die Kopfhaut durchscheinen und bietet ein natürliches Aussehen.

In den letzten Jahren setzen sich mehr und mehr moderne, leichte und atmungsaktivere Materialien für Untermonturen durch. Tüll, hauchdünne Stoffe oder Silikon lassen die Kopfhaut atmen und durchscheinen. Perücken mit diesen Untermonturen sind meist handgeknüpft. Sie bieten ein angenehmes Tragegefühl und sind gut zu frisieren.

Phantastische Neuheiten

Aufgrund der Art der Montur, der Haarqualität und der Verarbeitungsweise unterscheidet man folgende Perückentypen:

- Die maschinell gefertigte Tressenperücke
- Die voll geknüpfte Tressenperücke
- Die Tressenperücke mit geknüpftem Monofilament am Oberkopf
- Die voll geknüpfte Perücke mit geknüpftem Monofilament am Oberkopf

Wer Perücken fertigt, braucht nicht nur Feingefühl für die eigentliche Knüpfarbeit, sondern auch für die Bedürfnisse seiner Kunden. Gerade bei der Maßanfertigung sollte ein eingehendes Beratungsgespräch vorausgehen.

Eine Perücke ist jedoch immer so gut, wie die Trägerin/der Träger in der Lage ist, sie richtig aufzusetzen und zu frisieren. Ein zuverlässiges Zweithaarstudio lässt Sie mit Ihrer neuen Frisur nicht allein, sondern bietet Ihnen kostenlose Schulungen an für Waschen, Pflege und Frisieren.

In einem guten Perückengeschäft wird Ihr Zweithaar individuell angepasst und eingeschnitten. Häufig sind zu viele Haare eingeknüpft, so dass die Frisur unnatürlich wirkt. In solchen Fällen ist es wichtig, dass die Perücke entsprechend Ihrem Typ ausgedünnt wird.

Die kritischen Stellen einer Perücke

Perücken haben kritische Punkte, die nur von einem auf Haarersatz spezialisierten Frisör oder Perückenmacher ausgeglichen werden können. Auf den ersten Blick ist zu erkennen, ob Haarersatz nur wie ein Hut aufgesetzt oder individuell angepasst wurde. Damit eine künstliche Frisur von echtem Haar nicht zu unterscheiden ist, muss der Frisör oder Zweithaarspezialist diesen Problemstellen einer Perücke besondere Beachtung schenken.

Zweithaarexperte Siggi Ebenhoch hat die Soliertechnik erfunden, mit der aus einer Kunsthaar-Standardperücke im Handumdrehen eine modisch gestylte Frisur mit natürlich glänzenden Haaren wird.

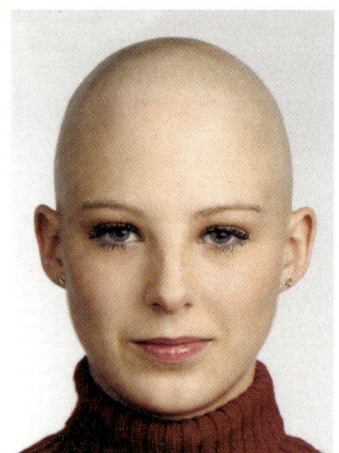

Abb. 48: Diese Kundin benötigt eine Vollperücke

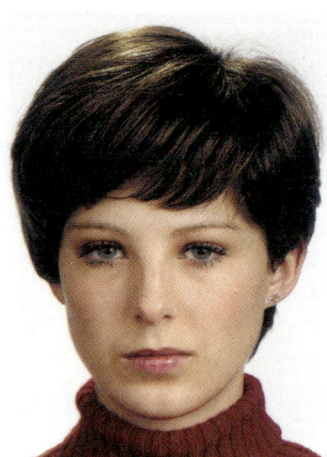

Abb. 49: Die nicht eingeschnittene Perücke »von der Stange« wirkt unnatürlich

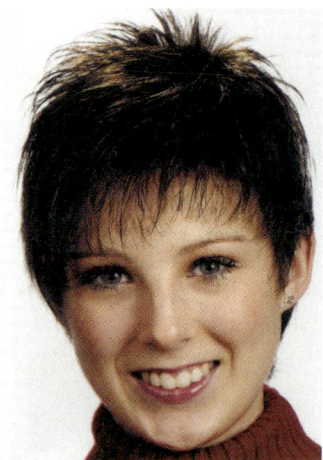

Abb. 50: Mit der Soliertechnik modisch gestylt und geschnitten – eine flotte Frisur

Fotos: Top-Head-Studio Siggi Ebenhoch

- Die Ansätze in der Stirn müssen flach anliegen und in die natürliche Wuchsrichtung fallen.
- Der Ansatz in der Stirn muss ausgedünnt werden, damit die Haare flach ins Gesicht fallen.
- Grundsätzlich dürfen die Perückenfrisuren an den Enden nicht zu viel Volumen, also zu viele Haare aufweisen.
- Nackenhaare stehen bei Perücken nicht ab, wenn sie die richtige Länge haben. Auch hier muss zum Ende hin professionell ausgedünnt werden.
- Oft fehlt bei Perücken besonders hinter den Ohren der natürliche Ansatz.
- Haarfarbe und Schnitt müssen Ihrem Typ entsprechen.

Lange war besonders der Haaransatz im Stirnbereich ein Problempunkt, an dem man unechtes von echtem, eigenem Haar unterscheiden konnte. Um den Ansatz in der Stirn zu überspielen, musste man daher oft zu einer Ponyfrisur greifen, auch wenn ein solcher Pony eigentlich nicht typgerecht war.

Das ist dank einer aufwändigen Zweithaartechnik heute vorbei. Seit einiger Zeit wird von verschiedenen Herstellern der so genannte Filmansatz auch bei bezahlbaren Damenperücken angeboten. Filmansatz bedeutet, dass vor allem im Stirn- und Schläfenbereich die »falschen« Haare in eine hauchdünne, durchsichtige Folie oder Tüll eingeknüpft werden. Dabei scheint die eigene Haut durch, so dass der Eindruck entsteht, die Haare kämen direkt aus der Kopfhaut. Mit einer solchen Perücke kann man auch stirnfreie Frisuren tragen.

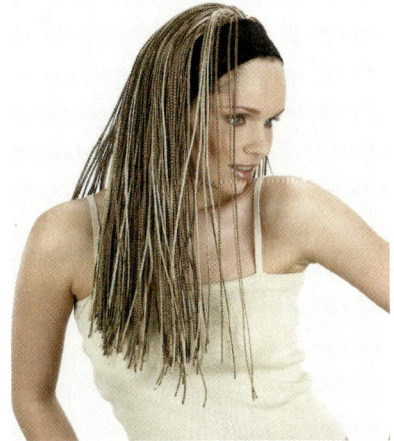

Es gibt auch Perücken, die man tatsächlich wie eine Mütze in weniger als einer Minute aufsetzen kann. Bei diesen Modellen beginnt die eigentliche Montur, an der die künstlichen Haare befestigt sind, weiter hinten. Im Stirnbereich ist sie an einem breiten elastischen Stirnband angebracht. Leider ist dieses Band nicht besonders attraktiv. Man kann es aber verdecken, indem man einen leichten Seidenschal, passend zu Kleidung und Haarfarbe darum bindet. Dann sieht diese sehr preiswerte Perückenalternative so aus, als hätte man die eigenen Haare mit einem Tuch in der Stirn zurückgebun-

Abb. 51: Halbperücke mit Band. Foto: Gisela Mayer GmbH

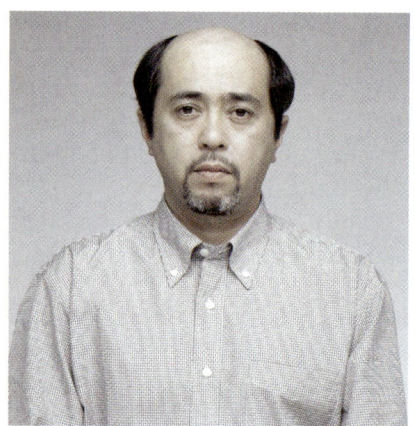

Abb. 52: Nicht bei jedem Mann wirkt eine Halbglatze vorteilhaft

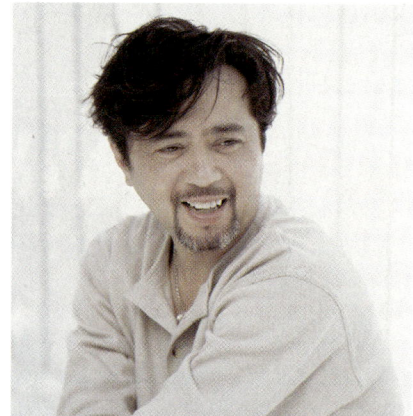

Abb. 53: Moderne Toupets sind unsichtbar durch eine Passform, die den natürlichen Haaransatz wiedergibt

Fotos: Bergmann GmbH & Co. KG

den. Nachteil dieser Perücken ist jedoch die Nahtstelle zwischen Perückenmontur und Stirnband. Diese Naht hinterlässt oft schmerzhafte Druckstellen auf dem Kopf. Aber auch dieses Problem lässt sich mit einem einfachen Trick lösen. Man klebt einfach eine Binde mit Haftstreifen auf diese Stelle der Perücke. So wird der Druck auf den Kopf gedämpft und gleichzeitig saugt die Binde Schweiß auf. Wer eine weiße Damenbinde als zu auffällig empfindet, kann sich mittlerweile im Handel farbige Slipeinlagen besorgen.

Wie eine Perücke befestigt wird

Normalerweise wird eine preiswerte Standardperücke mit Spezialklebeband, Klebepunkten (siehe Abschnitt Haarauffüller) oder flüssigem, hautfreundlichem Spezialkleber auf der Kopfhaut befestigt. Dabei unterscheidet man zwischen einer vollflächigen Verklebung, bei der das Haarteil oder die Perücke über die gesamte Fläche verklebt wird, und der Randverklebung, bei der – wie der Name schon sagt – nur an den Rändern Kleber aufgetragen wird. Die Verklebung von Haarersatz auf der Kopfhaut nennt der Fachmann »Bonding«. Diese Befestigungsart wird seit vielen Jahren vorwiegend im Bereich der Herrentoupets eingesetzt. Zwischenzeitlich kann sie jedoch auch bei Vollperücken angewendet werden.

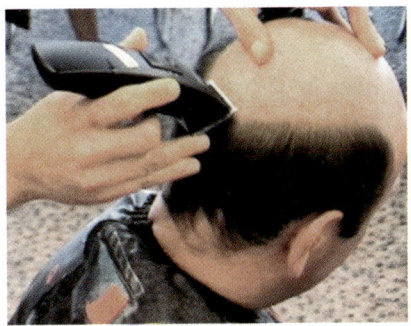

Abb. 54: Vor der Langzeitverklebung werden alle Resthaare abrasiert

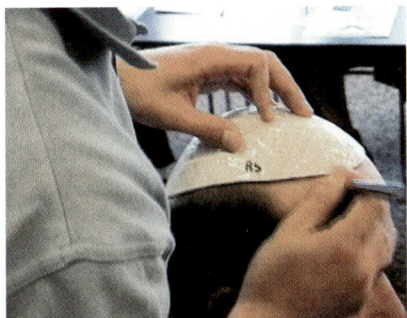

Abb. 55: Der Abdruck wird mit Kajalstift angezeichnet

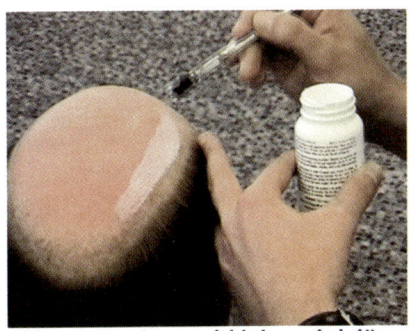

Abb. 56: Der Langzeitkleber wird dünn aufgetragen

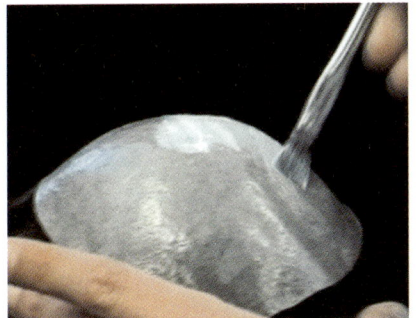

Abb. 57: Auch die Folienfläche des Haarteils wird mit dem Kleber bestrichen

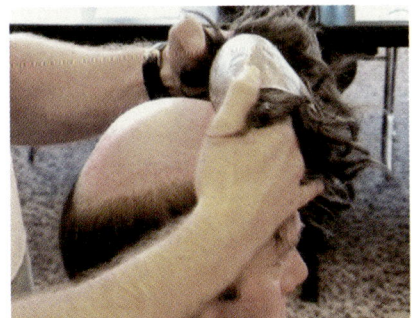

Abb. 58: Das Toupet wird vorsichtig von vorne nach hinten aufgesetzt

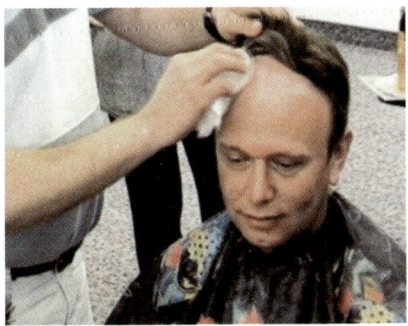

Abb. 59: Mit einem hautfreundlichen Spezial-Lösungsmittel kann das Haarteil jederzeit wieder gelöst werden

Fotos: gfh gesellschaft für haarästhetik mbH

Beim Langzeit-Bonding, der vollflächigen Verklebung, kann das Haarteil oder die Perücke mehrere Wochen auf dem Kopf bleiben. Mit einer solchen Befestigung kann man allen gewohnten sportlichen Aktivitäten uneingeschränkt nachkommen. Nach ca. 3 bis 5 Wochen wird ein Service-Besuch im Haarstudio nötig, damit der Haarersatz professionell gereinigt und neu verklebt werden kann.

Nachteil der Langzeit-Verklebung ist sicherlich, dass alle noch vorhandenen Haare vollständig abrasiert werden müssen. Außerdem ist diese Art der Befestigung nur bei Perücken möglich, deren Untermontur aus einer durchgehenden Folienschicht besteht. Die Tressenperücken mit ihren großen Abständen zwischen den einzelnen Tressen sind für diese Verklebung nicht geeignet.

Die aus den USA kommende Vakuumperücke, bei der sich die Untermontur auf der Kopfhaut festsaugt, hat sich bislang in Europa nicht durchgesetzt. Bei diesen Perücken entsteht auf der Kopfhaut oft ein Hitzestau, weil Fett und Schweiß nicht ausreichend abtransportiert werden können.

Relativ unbemerkt von der breiten Öffentlichkeit werden jedoch auch Perücken und Toupets ständig weiterentwickelt.

Inzwischen wird ein rutschhemmender Unterbau aus Silikon angeboten, der eine Verklebung überflüssig macht. Die Silikonperücke ist besonders für Menschen geeignet, die auf die eingesetzten Kleber allergisch reagieren. Die vollelastische und dabei extrem dünne Spezialmontur haftet fest auf der Kopfhaut und fühlt sich an wie eine zweite Haut. Die Perücke ist im Vergleich zu den herkömmlichen Tressenperücken sehr leicht. Selbstverständlich wird hierbei ausschließlich Echthaar verwendet. Eine solche Perücke muss von Hand geknüpft werden. Diese neuartigen Materialien ermöglichen es dem Träger von Haarersatz, seinen Sport- und Freizeitbeschäftigungen ohne Angst nachzugehen.

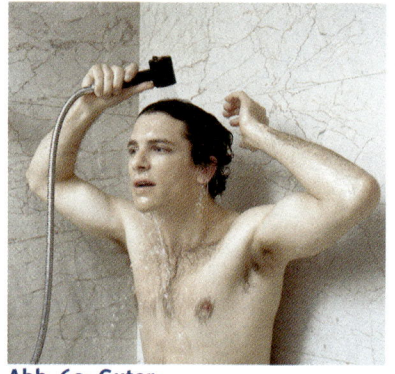

Abb. 60: Guter Haarersatz sorgt in jeder Situation für einen guten Look.
Foto: Bergmann GmbH & Co. KG

Wie lange man eine Perücke tragen kann

Zunächst einmal muss festgestellt werden, dass eine Perücke sehr viel länger haltbar als tragbar ist. Das heißt, sie fällt nach einiger Zeit zwar noch nicht auseinander, man sieht jedoch am fehlenden Glanz und an nachlassender Spannkraft der Frisur immer stärker, dass es sich um eine

Perücke handelt. Alte Perücken beginnen oft auch zu riechen, besonders wenn sie täglich getragen und allen Alltagsbelastungen ausgesetzt werden. Haltbarkeit und Tragbarkeit einer Perücke sind abhängig von der Qualität, dem Trage- und Hygieneverhalten. Pauschale Zeiträume können hier nicht angegeben werden. Es ist ein entscheidender Unterschied, ob eine Perücke nur an Sonn- und Feiertagen getragen wird oder ob sie 24 Stunden am Tag allen Einflüssen des normalen Alltags ausgesetzt ist. Sonneneinstrahlung, Dampf (z.B. beim Kochen), Hitze, Schweiß oder das ständige Reiben von Synthetikhaaren auf der Kleidung sind nur einige Faktoren, die die Lebensdauer einer Perücke entscheidend beeinflussen. Wenn Sie Ihren Haarersatz ständig tragen wollen, benötigen Sie bei den preiswerten Synthetikmodellen wahrscheinlich mindestens zwei Perücken pro Jahr.

Die richtige Pflege

Damit Sie lange Freude an Ihrem Zweithaar haben und es gerne tragen, ist es wichtig, zur neuen Frisur die richtige Einstellung zu erwerben. Die Perücke bietet Ihnen die Möglichkeit, sich trotz des Haarverlustes im Alltag völlig »normal« bewegen zu können. Sie verschafft Ihnen also eine gewisse Freiheit. Deswegen sollten Sie Geduld und Zeit in die Auswahl investieren.

- Zur Reinigung sollten Sie ein spezielles Zweithaar-Shampoo verwenden, dessen Inhaltsstoffe auf die Pflege von Haarersatz abgestimmt sind.
- Legen Sie die Perücke in eine Schüssel oder ins Waschbecken mit lauwarmem Wasser und reiben Sie das Zweithaar-Shampoo leicht ein.
- Lassen Sie das Shampoo kurz einwirken und spülen Sie es gründlich aus.
- Bei starken Verschmutzungen müssen Sie den Vorgang evtl. wiederholen.
- Für die zusätzliche Pflege eignet sich ein spezieller Zweithaar-Konditioner.
- Lassen Sie das Zweithaar auf einem Handtuch oder einem entsprechenden Perückenständer gut trocknen (niemals auf einem Perückenkopf, weil dadurch die Montur gedehnt wird und die Perücke u.U. nachher zu weit ist).
- Bringen Sie das Zweithaar erst im trockenen Zustand mit den Fingern oder einer Spezialbürste in Form.

Was Sie noch bedenken müssen

- Tragen Sie Ihre Zweitfrisuren, falls Sie mehrere haben, immer im Wechsel. So werden sie gleichmäßig abgenutzt.
- Lassen Sie Ihre Zweitfrisur vom Fachmann mindestens halbjährlich checken, um Sitz und Halt wieder zu optimieren.

Die Preise für eine Perücke hängen nicht nur von der Qualität der Haare, sondern vor allem von der Verarbeitung ab. Darüber hinaus gibt es natürlich – wie bei anderen Produkten auch – teilweise erhebliche Preisunterschiede. Die folgende Liste kann daher nur eine ungefähre Orientierungshilfe geben.

Tressenperücke	ca. 190,– Euro
Geknüpfte Perücke	ca. 250,– Euro
Mono/Tressenperücke	ca. 350,– Euro
Mono/geknüpfte Perücke	ca. 460,– Euro
Echthaarperücken	zwischen 580,– und 1000,– Euro (Sonderanfertigungen auch darüber)

■ Daher sollten Sie sich bereits vor dem Besuch eines Perückenstudios folgende Fragen stellen:

- Habe ich bereits alle Kopfhaare verloren oder sind meine Haare nur stellenweise ausgedünnt?
- Verliere ich meine Haare nur übergangsweise (z. B. bei einer Chemotherapie) oder werde ich längerfristig damit leben müssen?
- Will ich den Haarersatz nur bei bestimmten Anlässen (z. B. nur bei der Arbeit) tragen?
- Wie viele Stunden am Tag werde ich die Perücke tragen (z. B. rund um die Uhr oder nur tagsüber)?
- Will ich auffallen oder bin ich eher ein schüchterner Typ?
- Welchen Belastungen durch den Beruf (beispielsweise heiße Dämpfe bei einer Köchin) oder im Sport (z. B. Wind beim Segeln) wird der Haarersatz ausgesetzt sein?
- Wie viel Zeit kann ich für die Pflege des Haarersatzes erübrigen?
- Wird sich die Krankenkasse (bei einer Chemotherapie oder krankhaftem Haarausfall) an den Kosten beteiligen?
- Verschaffen Sie sich frühzeitig Klarheit darüber, welche Frisurenform, Haarfarbe usw. Sie sich wünschen. Eine bequeme Auswahlhilfe ist die Bestellung eines Katalogs bei einem guten Perückenhersteller.

Für die Wahl des passenden Haarersatzes ist es wichtig, sich vorher darüber Gedanken zu machen, für welchen Zweck und wie lange er getragen werden soll, welchen Belastungen er ausgesetzt wird und ob sich die Krankenkasse an den Kosten beteiligt.

Nicht bei jedem Geschäft, das Perücken im Schaufenster anbietet, handelt es sich um einen qualifizierten Spezialisten für Haarersatz. Daher ist es wichtig, gewisse Auswahlkriterien zu beachten, bevor man es wagt, ein Perückenstudio zu betreten. So kann man sich unnötige, schlechte Erfahrungen ersparen.

Wie ich einen guten Zweithaarspezialisten finde

- Gehen Sie nach Möglichkeit rechtzeitig zum Perücken-Fachgeschäft, damit man dort sehen kann, wie Ihre eigenen Haare aussehen.
- Wenn bereits alle Haare ausgefallen sind, bringen Sie gleich zum ersten Gespräch ein Photo mit, auf dem noch gut zu erkennen ist, wie Sie mit eigenen Haaren aussahen.
- Wählen Sie möglichst einen Beratungstag, an dem Sie sich persönlich gut fühlen.
- Nehmen Sie als kritischen Berater eine Person Ihres Vertrauens mit.
- Gleich beim ersten Besuch sollte man Sie zuvorkommend empfangen!
- Wichtig ist vor allem, dass Sie sich auf Anhieb dort wohl fühlen. Der Verlust der Haare bereitet Ihnen bereits genug seelische Schmerzen.
- Lassen Sie sich auf keinen Fall vor anderen Kunden wie im »normalen« Frisörgeschäft bedienen! Es sollten geschlossene Kabinen vorhanden sein, in denen Sie ungestört verschiedene Perücken auf- und absetzen können.
- Das Zweithaarstudio sollte ein großes Modellangebot haben, damit Sie unterschiedliche Frisuren probieren können.
- Der Zweithaarspezialist sollte sich Zeit für eine gute und kostenlose Beratung nehmen. Vereinbaren Sie daher am besten vorher einen Termin.
- Es sollten Ihnen verschiedene Haarersatzsysteme vorgestellt und erklärt werden.

- Lassen Sie sich nichts aufschwatzen! Lassen Sie sich typgerecht beraten!
- Geben Sie sich nicht mit einem Modell von der Stange zufrieden! Das ist nur das Grundgerüst, für viele Köpfe konzipiert. In einem guten Perückengeschäft ist man in der Lage, eine Ihrem Typ, Alter und Gesicht entsprechende Perücke mit wenigen Tricks ganz genau anzupassen. Einen solchen Service sollte Ihnen der Frisör von sich aus anbieten. Wenn nicht, sollten Sie am besten gleich wieder gehen.
- Man sollte alles versuchen, um Ihre Wünsche zu erfüllen.
- Ihr Haarstudio sollte Ihnen mit Tipps und Ratschlägen zur Seite stehen und Ihnen eine ausführliche schriftliche Pflegeanleitung mitgeben.
- Besprechen Sie auch die Möglichkeit, die Frisur zu »stylen«.
- Ziehen Sie Vergleiche! Besuchen Sie verschiedene Geschäfte! Perückenläden gibt es viele, aber meistens ist das eine an der nächsten Ecke nicht unbedingt das beste.

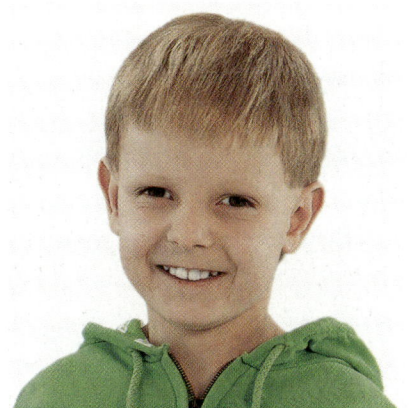

Abb. 61: Pfiffiger, unkomplizierter Kurzhaarschnitt für Jungen und Mädchen. Foto: gfh gesellschaft für haarästhetik mbH

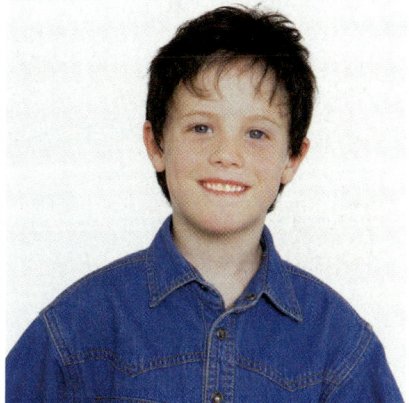

Abb. 62: Mono-Tressenperücke, die auch Jungs tragen können
Foto: Gisela Mayer GmbH

Besonders bei Kinderperücken sollte man nach einem guten und zuverlässigen Spezialisten suchen. Diese Perücken müssen robust genug beim Spielen sein, sollten so natürlich wie möglich aussehen und einen angenehmen Tragekomfort besitzen. Mädchen frisieren sich gerne und oft ihre Haare um. Das ist jedoch nur mit einer Echthaarperücke möglich. Alle großen Zweithaarhersteller bieten qualitativ hochwertige Perücken für Kinder an.

Wenn man keine Perücke tragen möchte

Tücher und Schals

Neben Mützen, Kappen und Hüten kann man praktisch alles auf und um den Kopf tragen. Hier sind Frauen natürlich im Vorteil. Wenn Sie Tücher mit sicherem Sitz suchen, sollten Sie auf quadratische Baumwollware zurückgreifen, die nicht zu dick ist. Oft findet man auf Wochenmärkten eine gute Auswahl. Außerdem kann man sie leicht in zur Kleidung passenden Tönen einfärben. Baumwolle ist atmungsaktiv und lässt sich im Pflegegang einfach waschen.

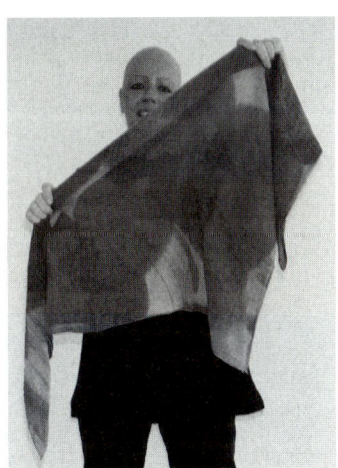 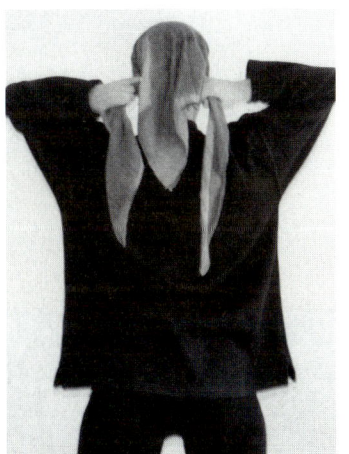 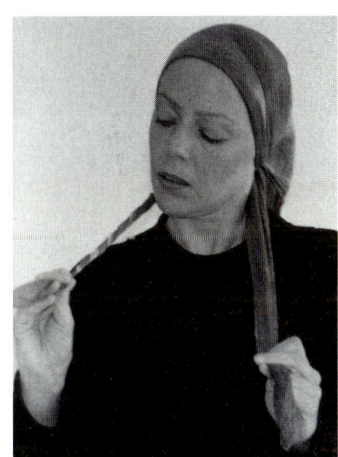

Abb. 63: Dreieck falten – die Längsseite einmal in beliebiger Breite umschlagen

Abb. 64: Tuch einmal im Nacken knoten – Dreieck über den Knoten fallen lassen

Abb. 65: Beide Enden nach vorne nehmen – eine Seite zu einer festen Rolle drehen

Für den Zopf brauchen Sie zusätzlich einen Schal. Die Qualität spielt grundsätzlich keine Rolle. Am feinsten sieht jedoch Seide aus.

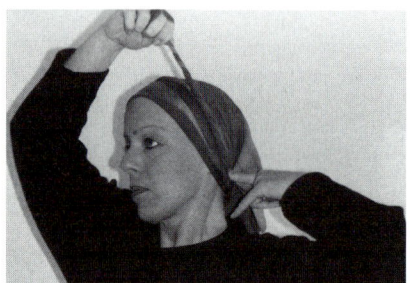

Abb. 66: Gerolltes Ende straff über den Kopf legen – anderes Ende drehen, rüberziehen, unterstecken

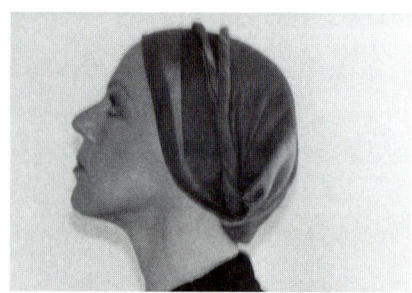

Abb. 67: Dreieck im Nacken über dem Knoten unter das Tuch stecken

Fotos: Jenny Latz

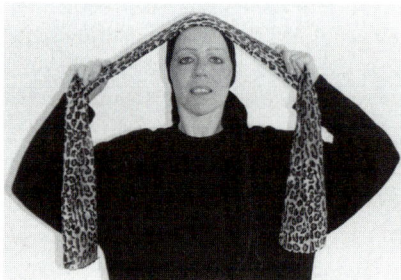

Abb. 68: Schal auf Handbreite falten – über das Tuch legen

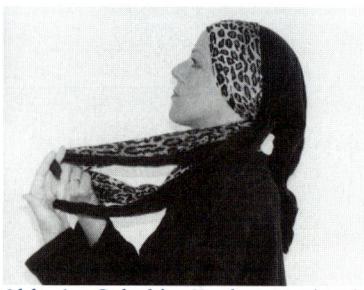

Abb. 69: Schal im Nacken zweimal knoten – Enden des Schals mit denen des Tuchs zusammennehmen

Fotos: Jenny Latz

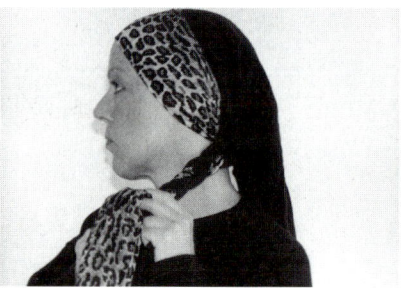

Abb. 70: Zopf flechten – die Enden des Schals bilden einen gemeinsamen Strang

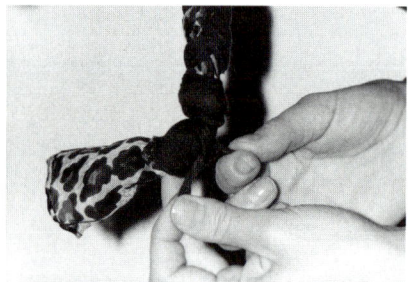

Abb. 71: Enden über Kreuz um den Zopf wickeln und verknoten. Zum Schluss wird wie bei der einfachen Tuchtechnik das Dreieck im Nacken untergeschlagen. Fotos: Jenny Latz

Verschiedene Zweithaarhersteller bieten fertige Turbane an. Eine gute Alternative, wenn man wenig Zeit hat und sich weniger auf die Handhabung von Tüchern versteht.

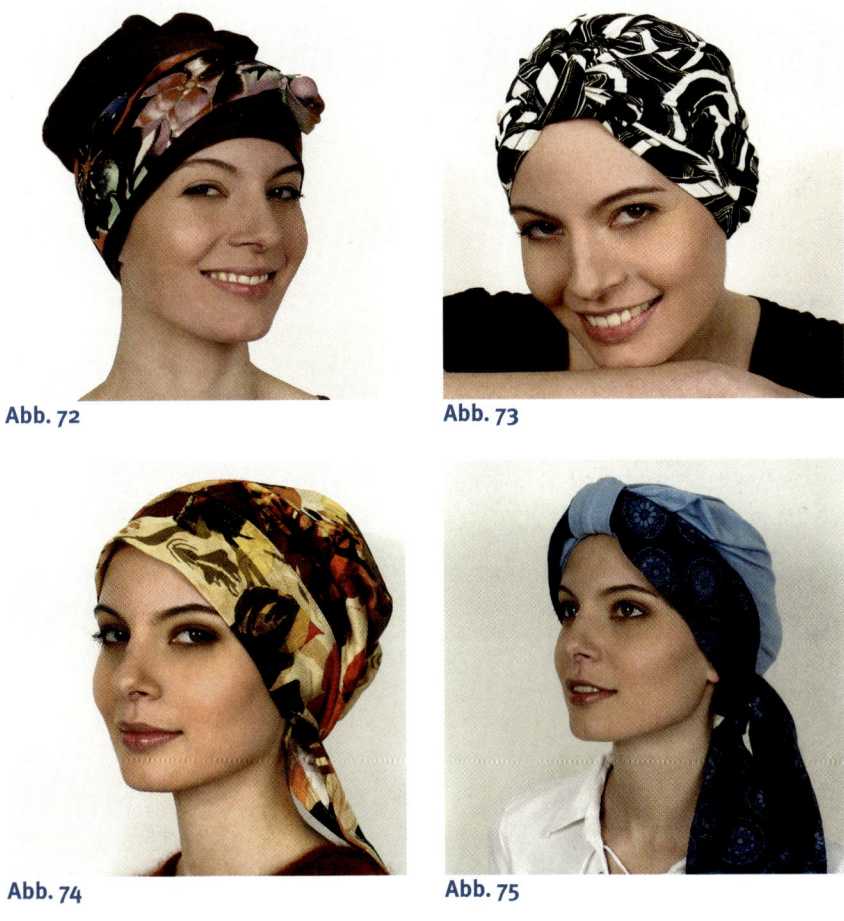

Abb. 72

Abb. 73

Abb. 74

Abb. 75

Abb. 72–75: Verschiedene Modelle stehen zur Verfügung
Fotos: Gisela Mayer GmbH

Bei den meisten Turbanen handelt es sich um Baumwollmaterialien oder hautverträgliche Baumwoll-Polyester-Mischungen. Vorzugsweise sollten sie von Hand gewaschen werden. Informieren Sie sich am besten vor dem Kauf, ob und wie das Material waschbar ist.

Der Buff

Wenn Sie nicht die Geduld für das Tücherknüpfen aufbringen, sollten Sie sich in einem guten Sportgeschäft nach einem Buff erkundigen. Der Original-Buff ist eine Alternative, die einfach und schick, komfortabel und preisgünstig ist.

Viele Menschen kennen den Buff seit langem aus dem Sportbereich. Nicht nur begeisterte Hochleistungssportler, sondern auch Globetrotter und Freizeitsportler haben den Buff getestet und sind von dessen Funktionalität und Vielseitigkeit überzeugt.

Was ist ein Buff?

Der Buff – die ideale Alternative

Der Normal-Buff ist ein Mikrofaserschlauch ohne Nähte. Größe 53 cm x 25 cm. Er ist in über 150 Designs und Farbstellungen erhältlich. Er besteht zu 100 % aus einer Mikrofaser. Die feine Struktur der Mikrofaser macht das Gewebe besonders dicht. Dadurch bleiben auch Buffs in hellen Farben blickdicht.

Ein weiterer Vorteil ist das weiche Material. Der Buff ist angenehm leicht, drückt nicht am Kopf oder über den Ohren. Sie können Ihren Buff

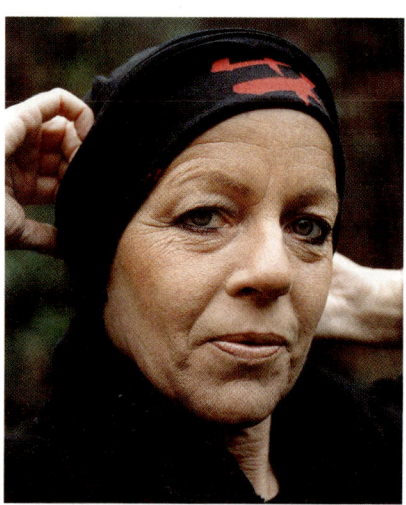
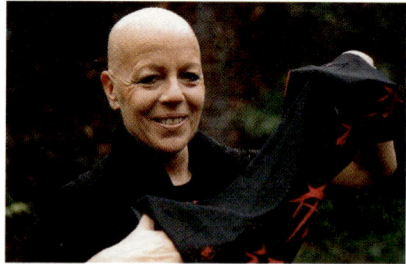

Abb. 76: Der Original Buff ist schnell aufgesetzt und angenehm zu tragen.

Foto: Jenny Latz

ganz einfach per Hand oder im Schongang der Waschmaschine reinigen. Die hervorragende Mikrofaser sorgt dafür, dass Ihr Buff nach der Wäsche nicht die Form verliert und in kürzester Zeit trocknet.

Es gibt einen Buff für jede Gelegenheit. Für drinnen und draußen. Zu kalt – zu nass – zu windig – zu stürmisch – zu heiß? Mit dem Buff kein Problem. Das große Angebot an Farben und Mustern bietet vielfältige Kombinationsmöglichkeiten.

Der Buff ist ab einem Verkaufspreis von € 15,90 erhältlich.

Sie erhalten ihn in guten Sportgeschäften und in den Sportabteilungen der Kaufhäuser, inzwischen aber auch als Zubehörartikel in spezialisierten Zweithaargeschäften.

Wenn das Gesicht kahl wird

Permanent Make-up

Bei fehlenden Augenbrauen oder Wimpern ist ein permanentes Make-up eine praktische Alternative zum täglichen Schminken.

Waltraud Kuffner, Inhaberin der Firma Long-Time-Liner® in München, hat jahrzehntelange Erfahrung auf diesem Gebiet. Sie erläutert die von ihr entwickelte Methode des Conture® Make up:

Natürlichkeit durch feine Striche

»Conture® Make up ist keine Tätowierung. Tätowierungen halten ein Leben lang und können nur operativ (zum Beispiel mit Laser) entfernt werden. Beim Conture® Make up werden mikrofeine Farbpigmente in die oberen Hautschichten eingebracht. Diese Farbpigmente verbleiben einige Jahre in der so genannten extrazellulären Masse und verblassen dort langsam mit der Zellerneuerung.

Conture® Make up ist für verschiedene Situationen geeignet – übrigens auch für Männer und Kinder:

- Zur Korrektur von Unregelmäßigkeiten
- Bei optischen Vergrößerungen der Augen oder Lippen
- Wenn frau wenig Zeit hat sich regelmäßig zu schminken, aber immer top gepflegt aussehen will/muss
- Bei häufigen Saunabesuchen oder bei Sportlerinnen
- Nach Unfällen (z. B. Verbrennungen, Narben)
- Bei Verlust der Gesichtsbehaarung nach Chemotherapie oder kreisrundem Haarausfall«

Zunächst wird in der Regel eine kostenlose Beratung mit eingehender Typenanalyse angeboten. Dabei werden die gewünschten Partien typgerecht mit der individuell abgestimmten Farbe genau vorgezeichnet. Bei diesem Vorzeichnen wird mit Schminkstiften der Entwurf für die spätere Pigmentierung festgelegt. So haben Sie die Möglichkeit, das Ergebnis vorab zu begutachten. In der Zeichnung wird die Augenbraue nicht als Fläche, sondern als eine Reihe von feinen Härchen gezeichnet und erhält dadurch ein natürliches Aussehen.

Nachdem der passende Farbton ausgewählt wurde, beginnt die Pigmentierung. Es ist wichtig, dass nur die natürlichen Konturen betont werden, damit die Pigmentierung nicht überzeichnet wirkt. Für Lippen

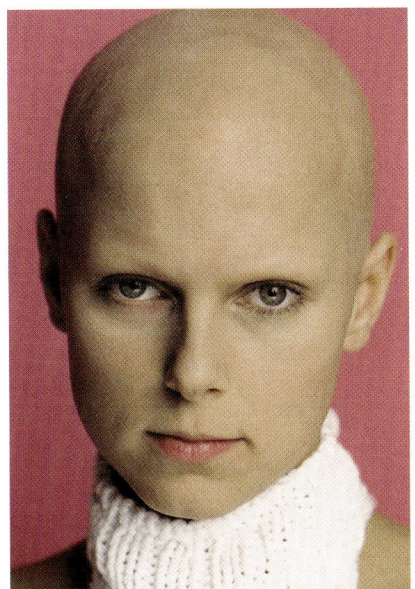
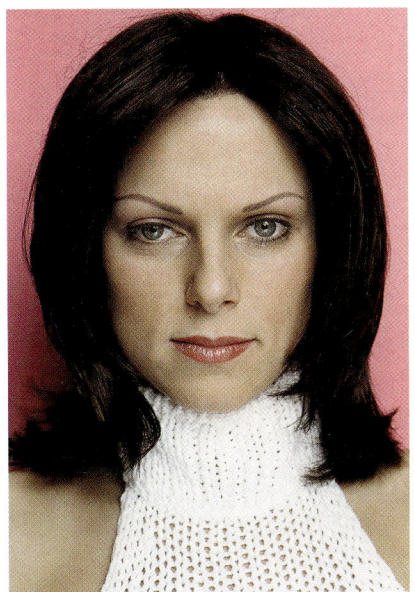

Abb. 77: Diese Frau hat seit ihrer Jugend Alopecia

Abb. 78: Unmittelbar nach der Behandlung mit Long-Time-Liner® Conture® Make up: Augenbrauen-Feinsthärchenpigmentierung und Wimpernkranzverdichtung durch Wimpernzeichnung

Fotos: Long-Time-Liner®

oder Augenbrauen müssen jeweils etwa zwei Stunden Zeit eingeplant werden.

Selbstverständlich gelten strenge Hygieneanforderungen. Die Pigmentierer tragen Handschuhe und gegebenenfalls einen Mundschutz. Die verwendeten Pigmentiernadeln sind steril und zum einmaligen Gebrauch bestimmt. Der hohe technische Standard der Pigmentiergeräte und eine intensive Fachausbildung machen es möglich, dass die Farbpigmente schonungsvoll in die Haut gelangen. Durch diese filigrane Pigmentierung werden äußerst natürliche Brauen erzielt, die Färbung erfolgt in mehreren Schritten, so dass Sie selber entscheiden können, wann die ideale Intensität erreicht ist.

Hygiene ist wichtig

Waltraud Kuffner: »Nicht nur Augenbrauen, Lidstriche oder Lippenkonturen lassen sich so auf Dauer fixieren, auch bei schütterem Kopfhaar

121

bietet Conture® Make up beispielsweise für Männer eine akzeptable Alternative zum Tragen eines Toupets oder zur kostspieligen Transplantation. Auch einzelne Stellen im Bart lassen sich auf diese Weise kosmetisch ergänzen.«

Bei Krankheit zahlt die Kasse

Preislich gibt es erhebliche Unterschiede auf dem Markt. Die Kosten für die Pigmentierung eines Augenbrauenpaares bewegen sich je nach Anbieter zwischen 500 und 650 Euro. In der Regel sollte eine kostenlose Nachbehandlung enthalten sein, falls die Farben zu blass wirken. Bei psychischer Belastung und krankhaftem Haarausfall können die Kosten nach vorheriger Absprache mit der Krankenkasse und nach entsprechendem Kostenvoranschlag teilweise abgerechnet werden. Fragen Sie Ihre Krankenkasse, ob sie die Kosten der medizinischen Pigmentierung übernimmt.

Der Beruf des Pigmentierers ist nicht geschützt. Jede Kosmetikerin kann demnach bereits nach einem Wochenend-Crashkurs Behandlun-

---

▪ Tipps für die Auswahl des richtigen Instituts

- Sind im Preis die kostenlosen Nachbehandlungstermine enthalten?
- Lassen Sie sich vorher Fotos von bereits behandelten Personen zeigen.
- Nach Möglichkeit sollten Sie nachfragen, ob Sie sich die Arbeit an einem Patienten anschauen dürfen.
- Fragen Sie, ob Sie bei einer Behandlung zuschauen dürfen.
- Am Anfang sollte man Ihnen unaufgefordert eine fachgerechte Typenberatung und Vorzeichnung anbieten.
- Verlangen Sie einen Kostenvoranschlag.
- Fragen Sie danach, wie viel Erfahrung mit der Pigmentierarbeit vorhanden ist und welche Aus- und Weiterbildungen absolviert wurden.
- Bitten Sie darum, während der Behandlung immer wieder die Arbeit begutachten zu dürfen.
- Es ist wichtig, dass nur die natürlichen Konturen betont werden und keine Fläche pigmentiert wird, sondern eine Feinsthärchenzeichnung angewendet wird.
- Die Pigmentiererin sollte Handschuhe und gegebenenfalls einen Mundschutz tragen.
- Die Einmalnadeln sollen steril verpackt sein. Geräteteile, die mit der Haut in Berührung kommen, sollen ebenfalls steril sein.
- Eine breite Farbauswahl und die Möglichkeit auch sterile Farben auswählen zu können ist wichtig.

gen mit Permanent Make up anbieten. Ein gutes Studio zu finden, erfordert ein wenig Fingerspitzengefühl.

Frau Kuffner rät: »Sie sollten vor allem folgende Fragen stellen. Wird Ihnen ein kostenloses Beratungsgespräch angeboten? Wird eine Vorzeichnung durchgeführt und mit Ihnen besprochen? Welche Aus- und Weiterbildungen für die Pigmentierarbeit sind absolviert worden? Wird das Pigmentiergerät regelmäßig gewartet und ist es für eine medizinische Pigmentierung geeignet? Die Pigmentiererin sollte über ausreichend Erfahrung in der kosmetischen Pigmentierung verfügen und eine Ausbildung in der medizinischen Pigmentierung nachweisen können.«

Umfassende Informationen über den jeweiligen Anbieter sollten also unbedingt vor einer Entscheidung stehen.

Schminktipps zum Selbermachen

Nicht nur bei einer Form des kreisrunden Haarausfalls, sondern auch in der Menopause ist es möglich, dass die Augenbrauen nur noch spärlich wachsen. Doch nicht jede Frau will gleich auf dauerhafte Schminkmethoden zurückgreifen, wenn die Augenbrauen dünn werden oder gar nicht mehr vorhanden sind. Mit kleinen, einfachen Tricks kann man mühelos selbst die Augenbrauen nachzeichnen.

Entscheidend ist zunächst die Form der Augenbrauen. Starvisagist René Koch aus Berlin empfiehlt hierzu:

»Grundlegend gilt: Schmale, kleine Gesichter brauchen unauffällige Augenbrauen. Großflächige Gesichter können eine markante Linie ohne weiteres vertragen. Allerdings darf sie auch hier nicht allzu dunkel und hart wirken. Für den richtigen Schwung der Braue erinnert man sich wieder an eine einfache und perfekte Messtechnik: Legen Sie einen Bleistift oder ein Schaschlikstäbchen in eine senkrechte Linie von Nasenflügel und innerem Augenwinkel. Hier sollte in der Regel die Braue beginnen.

Den höchsten Punkt der idealen Kurve erkennen Sie, indem Sie den Stift schräg in eine Gerade von Nasenflügel und Pupille legen (geradeaus schauen). Das Brauenende lässt sich auf der Linie bestimmen, die der Stift mit dem Nasenflügel und dem äußeren Augenwinkel bildet.

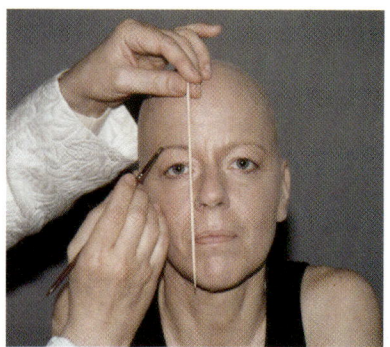

**Abb. 79: Star-
visagist René
Koch beim
sorgfältigen
Schminken der
Augenbraue
von Jenny Latz**

Foto: René Koch,
Cosmetic Camoufla-
ge Centrum Berlin

Augenbrauen-
puder wirkt am
natürlichsten

Die Ausnahme ist: Bei eng stehenden Augen werden diese Punkte alle ein wenig nach außen verlegt. Ob Ihre Augen zusammen oder auseinander liegen, müsste zuvor vermessen werden – Augenlänge ist gleich Augenabstand. Das heißt: Große Augen dürfen weiter auseinander stehen als kleine.

Die einzelnen Punkte werden nach dem Vermessen eingezeichnet und mit dem Augenbrauenstift, gleich einem Schnittmuster, vorgemalt. Zum Nachzeichnen von eventuellen Lücken rate ich Schwarzhaarigen zu einem schwarzbraunen Stift, grauhaarigen und brünetten Damen zu Beige und Graubraun und Blondinen lediglich zu einer hellen, zarten Betonung, wie z. B. Beige und Goldbraun. Rothaarigen empfehle ich Rot- oder Beigebraun. Diese Stifte sind auch als Permanentliner, eine Art Filzstift für wasser- und wischfeste Camouflage-Anwendungen an den Brauen, im Handel.

Neuerdings ist auch der gute alte Augenbrauenpuder wieder in Mode, der sich besonders für diskrete Augenbrauenschattierungen eignet. Dieser wird mit einem kleinen Bürstchen auf die eventuell befindlichen Härchen oder direkt auf die Haut appliziert.«

Insbesondere ältere Kundinnen haben häufig nur noch spärliche Augenbrauen. Um diese optisch – aber dennoch dezent – aufzufüllen, nehmen Sie einen helleren Brauenpuder und bürsten ihn mit einem kleinen abgeschrägten Pinsel in Haarwuchsrichtung auf die Brauen. Auf keinen Fall sollten Sie dunkle Balken zeichnen. Die sind total out und können ein Gesicht regelrecht entstellen.

Wie man Haarausfall während einer Chemotherapie gut bewältigt

Insbesondere eine Chemotherapie bringt für den Patienten unangenehme Nebenwirkungen mit sich. Besonders häufig treten Übelkeit und Erbrechen auf. Aufgrund einer Verminderung der weißen und roten Blutkörperchen sowie der Blutplättchen kann es zu erhöhter Infektanfälligkeit, Schwäche und Blutungsneigung kommen.

Krebstherapien wirken sich mit hoher Wahrscheinlichkeit auch auf Haut und Haare aus. Die meisten Krebspatienten müssen, abhängig von der Aggressivität der eingesetzten Zytostatika, einen teilweisen oder totalen Haarausfall in Kauf nehmen. Sie verlieren dabei oft nicht nur die Kopfhaare, sondern auch Gesichts- und Körperbehaarung.

Neben der Bekämpfung des Krebsleidens ist somit oft auch eine Behandlung der Begleiterscheinungen der Chemotherapie notwendig.

Man unterscheidet dabei zwischen Haarausfall aufgrund einer Chemotherapie oder durch Bestrahlung.

Haarausfall durch Chemotherapie

Wenige Wochen nach Beginn einer Chemotherapie setzt mehr oder weniger starker Haarausfall ein. Es kommt auch gelegentlich vor, dass die Haare kurz über der Kopfhaut abbrechen. Abhängig von der Art der Zytostatika, der Dosis und der Veranlagung der Patienten können auch Augenbrauen, Wimpern und Körperbehaarung betroffen sein.

Warum die Haare ausfallen

Prof. Dr. med. J. Baltzer, Direktor der Frauenklinik am Klinikum Krefeld, erklärt dies so:

»Die Chemotherapie greift insbesondere die sich rasch teilenden Tumorzellen an. Gerade in der Teilungsphase reagieren die Tumorzellen besonders sensibel auf die zytostatischen Substanzen. Zu den sich rasch teilenden Zellen zählen auch die Zellen des Blutbildes, d. h. es kommt zum Abfall der weißen Blutkörperchen.

Zu den sich rasch teilenden Zellen zählen aber auch die Zellen der Haarwurzeln; berücksichtigt man das tägliche Wachstum der Kopfhaare, so

125

wird deutlich, dass auch diese Zellen von einer Chemotherapie getroffen werden. Der Wachstumszyklus der Achsel- und Schambehaarung ist langsamer, d. h. hier ist auch eine deutlich geringere Wirkung der zytostatischen Substanzen zu verzeichnen.«

Auch dieser Haarausfall wird medizinisch Alopezie genannt. Er tritt etwa drei bis sechs Wochen nach Beginn der Chemotherapie innerhalb weniger Tage auf. Typisch für diese Form von Haarausfall ist eine struppige, flusenartig aussehende Restbehaarung des Kopfes.

Wie sich der Haarausfall vermeiden lässt

Die möglichen Nebenwirkungen einer Chemotherapie sind abhängig von den Zytostatika, der Dosis sowie der Dauer und Wiederholungsrate der Behandlung. Eine wichtige Rolle spielt außerdem die psychische Verfassung der Patientinnen/Patienten.

Die Stärke des Haarausfalls hängt von der Art der eingesetzten Zytostatika ab. Sie können in mehr oder weniger starkem Maße die Haare angreifen.

Wirklich wirksame Mittel gegen den durch eine Chemotherapie verursachten Haarausfall gibt es bislang nicht. Einige Mittel wurden getestet und stehen Betroffenen zur Verfügung. Bislang konnten keine überzeugenden Ergebnisse verzeichnet werden. Bei niedrig dosierter Chemotherapie entwickelt sich der Haarausfall ohnehin langsamer und weniger heftig.

Die Kühlhaube bietet keine Garantie

Entwickelt wurden unter anderem Kühlhauben, die durch Unterkühlung die Durchblutung der Kopfhaut während der Chemotherapie verringern. Dadurch sollen die Haarwurzeln weniger schnell geschädigt werden. In einer Studie an 77 Krebspatientinnen konnte der Haarausfall in einigen Fällen komplett, bei den meisten teilweise gestoppt werden. Einige Shampoos und Kurspülungen sollen den Haarausfall verzögern (siehe Thymuskin im Abschnitt über Therapien). Alle Medikamente gegen den durch eine Chemotherapie verursachten Haarausfall befinden sich noch in der Entwicklungsphase.

Prof. Baltzer:
»Es wurden zahlreiche Maßnahmen versucht, den Haarausfall zu vermeiden. Hierzu zählt z. B. auch das Anlegen einer straffen Binde, um die Durchblutung der Kopfhaut zu vermindern und somit eine geringere

Schädigung der Haarwurzel zu erreichen. Die Wirksamkeit dieser Maßnahme war nur unzureichend, da über Lateralkreisläufe des Schädelknochens die weitere Versorgung der Kopfhaut erfolgt, d. h. dass das Anlegen der Stirnbinde nur wenig Effekt hatte. Die Nebenwirkungen, d. h. Kopfschmerzen waren allerdings deutlich höher …, so dass zusammengefasst alle bisherigen Maßnahmen nicht zu einer deutlichen Verbesserung führen konnten.«

Wie lange der Haarausfall anhält

Exakte Angaben darüber lassen sich nicht machen. Beobachtungen zufolge setzt etwa vier Wochen nach Beendigung der Therapie wieder neues Haarwachstum ein. Etwa drei Monate nach der letzten Chemotherapie sind die Haare wieder so lang, dass auf eine Kopfbedeckung verzichtet werden kann. Einige Patientinnen/Patienten berichten über eine Veränderung von Haarfarbe und -struktur. Bei anderen ist der Haarwuchs anschließend dichter als vorher.

Vier Wochen nach der Therapie beginnen die Haare wieder zu wachsen

Dann kann man den Haaren auch wieder eine Dauerwelle oder Färben angedeihen lassen.

Haarausfall durch Bestrahlung

Bei einer Bestrahlung wird der Haarwuchs grundsätzlich nicht beeinflusst. Nur eine Strahlentherapie des Kopfes kann die Haarwurzeln schädigen. Ob überhaupt, wann und in welchem Ausmaß die Haare ausfallen, hängt von der Strahlendosis ab, die unmittelbar auf die Haarwurzeln trifft. Mit der modernen apparativen Strahlenmedizin lässt sich diese Menge sehr genau dosieren.

Auch nach einer Bestrahlung erholen sich die meisten Haarwurzeln wieder. Bei hoher Strahlendosis ist es jedoch möglich, dass die Haare etwas dünner nachwachsen als vorher.

Was der Haarausfall für die Psyche bedeutet

Insbesondere für Frauen bedeutet der Haarausfall ein schwerwiegendes Problem. Die Tatsache, dass man an einer schweren Krankheit leidet, wird für die Außenwelt sichtbar. Die Betroffenen fühlen sich bloßgestellt. Das Gefühl der Stigmatisierung führt zu seelischen Beeinträchtigungen. Wichtig für den Heilungsprozess ist daher vor allem eine positive Lebenseinstellung während der Therapie.

> Die folgenden Tipps sollen Hilfestellung bieten, wie man das Wohlbefinden vor, während und nach einer chemotherapeutischen Behandlung steigern kann.
>
> - Vor einer Krebstherapie sollten Sie Ihren Arzt auf einen möglicherweise auftretenden Haarausfall ansprechen.
> - Hält der Arzt dies bei Ihnen für wahrscheinlich, vergessen Sie nicht, dass die Haare auf jeden Fall wieder wachsen werden.
> - Überlegen Sie rechtzeitig, ob Sie eine Perücke oder lieber andere Kopfbedeckungen tragen möchten.
> - Melden Sie bei Ihrer Krankenkasse den Bedarf einer Perücke an. Die Kosten werden übernommen.
> - Sprechen Sie offen mit Familie und Freunden über die Probleme, die Ihnen der Haarausfall verursacht.
> - Versuchen Sie durch sanfte Maßnahmen, wie beispielsweise Tai Chi oder Chi Gong (nur nach Rücksprache mit Ihrem behandelnden Arzt), die innere Balance wiederzufinden.
> - Schneiden Sie Ihr Haar bereits vor Eintreten des Haarausfalls kurz. Dann wirkt der Verlust der Haare nicht so massiv.
> - Pflegen Sie Ihr Haar mit milden Shampoos und weichen Bürsten.
> - Wenn Sie den Mut dazu aufbringen, stehen Sie zu Ihrem Haarverlust und setzen sich aktiv mit Ihrer Erkrankung auseinander. Achten Sie aber immer auf einen guten Sonnenschutz.

Wie man den Haarausfall kaschieren kann

Haarausfall muss nicht zwangsläufig eine Einschränkung der Lebensqualität bedeuten. Wie bereits in den vorausgegangenen Abschnitten beschrieben, gibt es viele unterschiedliche Mittel und Wege, den Haarausfall zu verdecken.

Perücken

Wenn der Haarausfall ein Problem für Sie darstellt, ist es nicht nötig, dass Sie sich während der Krebsbehandlung auch noch mit einem kahlen Spiegelbild auseinander setzen müssen. Eine Perücke kann durchaus ein besseres Lebensgefühl vermitteln.

Für die kurze Zeit der Chemotherapie bietet sich Haarersatz aus qualitativ gutem Kunsthaar an. Allergische Reaktionen sind selten. Achten Sie jedoch darauf, dass die Perücke rutschfest ist. Davon, dass moderne Perücken nicht mehr vom eigenen Haar zu unterscheiden sind, können Sie sich im entsprechenden Kapitel in diesem Buch überzeugen. Nur Mut: Zweithaar verschafft Ihnen ein Stück Lebensqualität!

■ **Tipps für die Wahl der richtigen Perücke**

- Entscheiden Sie sich für die passende Perücke vor Beginn des Haarausfalls.
- Vereinbaren Sie daher möglichst früh einen Beratungstermin bei einem guten Zweithaarspezialisten in Ihrer Nähe.
- Nehmen Sie sich für die Auswahl Zeit und lassen Sie sich von einer Person Ihres Vertrauens begleitend beraten.
- Viele Zweithaarspezialisten bieten Chemopatientinnen/-patienten Hausbesuche an.

Ansonsten gelten die gleichen Tipps und Ratschläge wie für andere Formen von Haarausfall (siehe entsprechendes Kapitel).

Alternativen zur Perücke

Neben der Perücke gibt es vielfältige Möglichkeiten, den Haarausfall zu kaschieren. Manche Patientinnen/Patienten empfinden Perücken als unangenehm.

Prof. Baltzer:
»Perücken können zu unangenehmem Hitzestau führen... manche Patientinnen bevorzugen, z.B. zur Sommerzeit,.. lieber das Kopftuch als die Perücke.«

Männer entscheiden sich in der Regel für einen Hut. Frauen haben vielfältigere Möglichkeiten: Tücher, Schals, Hüte oder Buffs. Tipps zu Tüchern und Buffs finden Sie ebenfalls in den entsprechenden Kapiteln dieses Buches.

Wenn die Gesichtsbehaarung ausfällt

Auch wenn Augenbrauen und Wimpern ausfallen, ist dies kein Grund, den Mut zu verlieren. Die richtigen Schminktipps, nicht nur für Frauen, können Ihnen helfen, auch fehlende Gesichtsbehaarung geschickt zu kaschieren.

»Freude am Leben« bietet Schminkkurse an

In den USA wurde vor einigen Jahren die »Look good – feel better«-Initiative (Gut aussehen – sich besser fühlen) entwickelt. Die Initiative ist seit Jahren auch in Deutschland unter dem Namen »Freude am Leben« (siehe Anhang) vertreten. In einem Kosmetikkurs lernen Krebspatientinnen, wie Augenringe verdeckt und Augenbrauen nachgezeichnet werden können. Mit dem richtigen Make-up lässt sich ein gesundes Aussehen erreichen. Beispielsweise Camouflage ist ein wasserfestes Make-up, das stark deckend wirkt.

Allerdings darf auf frisch bestrahlte Haut und Operationsnarben etc. keine Kosmetik aufgetragen werden. Fragen Sie Ihren behandelnden Arzt, wann Sie abdeckende Kosmetik anwenden dürfen.

Permanent Make-up

Mit Permanent Make-up sollten Sie auf jeden Fall vorsichtig sein. Die (wie im entsprechenden Kapitel erläutert) in die obere Hautschicht eingebrachten Farbstoffe können bei einer Krebstherapie zu unnötigen Reizungen führen. Warten Sie bis nach der Therapie und fragen Sie Ihren behandelnden Arzt.

Was die Krankenkassen erstatten

Haarausfall oder Erkrankungen der Kopfhaut werden von den meisten Patienten immer noch als Entstellung empfunden. Das Selbstwertgefühl wird erheblich beeinflusst. Es spielt dabei keine Rolle, ob es sich um einen vorübergehenden oder dauerhaften Zustand handelt.

In diesen Fällen kann der Arzt grundsätzlich das Tragen einer Perücke oder ähnlicher Möglichkeiten des Haarersatzes verordnen. Bei der androgenetischen Alopezie des Mannes geht man jedoch davon aus, dass dieser Haarverlust gesellschaftlich akzeptiert ist. In einem Urteil vom 26.09.2002 schloss sich der Bundesgerichtshof einem Urteil des Landgerichts München an, das die Glatze des Mannes nicht als Krankheit, sondern als »eine Variante des Erscheinungsbildes« bewertet. Daher muss man in einem solchen Fall in die eigene Tasche greifen. Bei Frauen mit starker Lichtung des Haares und bei Männern mit schweren, durch den Haarausfall hervorgerufenen psychischen Störungen kann der Arzt grundsätzlich eine Perücke verschreiben.

Der Bundesgerichtshof hat entschieden

Haarersatz wird für Krebspatientinnen/-patienten auf jeden Fall von der Krankenkasse bezuschusst. Die Höhe des Zuschusses ist jedoch sehr unterschiedlich. Auf jeden Fall benötigen Sie ein Rezept, das die Diagnose und die vom Arzt empfohlene Art der Perücke enthalten sollte.

Wer Anspruch auf Erstattung und Zuschüsse von den Krankenkassen hat

Paragraf 12 des Sozialgesetzbuches (SGB V) beinhaltet die folgende Regelung: »Die Leistungen der gesetzlichen Krankenversicherung müssen ausreichend zweckmäßig und wirtschaftlich sein, sie dürfen das Maß des Notwendigen nicht überschreiten. Leistungen, die nicht notwendig oder unwirtschaftlich sind, können Versicherte nicht beanspruchen.«

Es stellt sich natürlich grundsätzlich die Frage, was bei Haarausfall unter einer ausreichenden und zweckmäßigen Versorgung mit Haarersatz zu verstehen ist. Der Hilfsmittelkatalog der Krankenkassen besagt, »die Ausstattung mit Perücken ist insbesondere bei weiblichen Personen, bei Kindern und Jugendlichen mit einer haararmen oder haarlosen Kopfpartie angezeigt. Bei erwachsenen männlichen Personen kommt die Ausstattung mit einer Perücke nur in Ausnahmefällen, z. B. bei entstellenden Veränderungen, wie narbig deformierter Kopfhaut oder krankheitsbedingtem plötzlichem Haarausfall, in Betracht.«

Um Zuzahlungen kommt man nicht herum

Die Zuzahlungen der Patienten bei Arzneimitteln, Massagen, Fahrtkosten, Krankenhausaufenthalten und vielem mehr sind in den letzten Jahren gestiegen. Fakt ist, dass seit 1997 immer mehr Sachbearbeiter bei Haarersatz Erstattungen rundweg ablehnen. Begründet wird dies meist damit, dass Haarersatz nicht unter die erstattungsfähigen Behandlungen falle oder es sich um eine rein kosmetische Angelegenheit handele. Einige Krankenkassen streben in letzter Zeit die Regelung von Festpreisen an. Derzeit übliche Praxis ist die pauschale Zuzahlung von 180 Euro pro Perücke. Was darüber liegt, muss der Patient aus eigener Tasche bezahlen. Die größte Kulanz zeigen immer noch die Betriebs- und Innungskrankenkassen. Wenn Sie wissen wollen, wie hoch die Zuschüsse der Krankenkassen zum jeweiligen Zeitpunkt liegen, erkundigen Sie sich beim Bundesverband der Zweithaar-Einzelhändler und zertifizierter Zweithaarpraxen, BVZ. Die Adresse finden Sie im Anhang.

Bei krankhaftem Haarausfall sollten Sie sich in allen Streitfällen ein Gutachten Ihres Hautarztes geben lassen, in dem er Ihnen die Notwendigkeit dieses Hilfsmittels bescheinigt.

Der Anspruch des Versicherten

Nach den geltenden Regelungen des Sozialgesetzbuches V (SGB V), das für die gesetzlichen Krankenversicherer gilt, werden Perücken zu den so genannten Hilfsmitteln gezählt. Es heißt: »Versicherte haben Anspruch auf Versorgung mit Seh- und Hörhilfen, Körperersatzstücken, orthopädischen und anderen Hilfsmitteln, die im Einzelfall erforderlich sind, um den Erfolg der Krankenbehandlung zu sichern oder eine Behinderung auszugleichen, soweit die Hilfsmittel nicht als allgemeine Gebrauchsgegenstände des täglichen Lebens anzusehen (…) sind.«

(Aus einem Brief der Barmer Ersatzkasse Recklinghausen)

Und genau in diesen Formulierungen liegt das Problem. Ob eine Perücke *im Einzelfall* erforderlich ist, entscheidet zunächst der Sachbearbeiter der Krankenkasse. Somit sind Auseinandersetzungen zwischen Kassen und Patienten vorprogrammiert, wenn es um Perücken geht.

Bei der Ansprache Ihrer Krankenkasse bezüglich einer Kostenübernahme, die nicht den allgemein üblichen Voraussetzungen unterliegt, muss eine bestimmte Vorgehensweise eingehalten werden. Nur so haben Sie eine Chance auf möglichen Erfolg.

- Legen Sie Ihre Karten von vornherein offen auf den Tisch. Ein individueller Antrag auf Kostenübernahme lohnt sich. Dies ist besonders dann der Fall, wenn es um Therapien und Ähnliches geht, die nicht zum üblichen Erstattungskatalog gehören. Das heißt, Sie müssen erklären, warum Sie dies brauchen. Bitten Sie Ihren Arzt um Hilfe!
- Streitfällen können Sie vorbeugen, indem Sie alles, was nach Ihrem Ermessen nicht ohne weiteres erstattet wird, vorher mit Ihrer Krankenkasse absprechen. Bringen Sie zu diesem Gespräch Kostenvoranschläge mit! Die sind übrigens kostenlos! Lassen Sie sich hierfür keine zusätzlichen Gebühren aufbürden!
- In der Regel lässt die Krankenkasse den Antragsteller von ihrem Medizinischen Dienst begutachten.
- Bei Verdacht auf Verzögerung durch den Sachbearbeiter sollten Sie sich umgehend an den Geschäftsstellenleiter wenden.
- Bei Ablehnung eines Antrags auf Kostenübernahme sollten Sie in jedem Fall Widerspruch einlegen. Das ist mit keinen Ausgaben Ihrerseits verbunden. Achten Sie in jedem Fall auf die Einhaltung der Fristen!
- Aufgrund Ihres Widerspruchs wird der Vorgang dem Widerspruchsausschuss der Krankenkasse vorgelegt. Bei einer erneuten Ablehnung haben Sie wiederum die Möglichkeit, gegen diesen Bescheid Einspruch zu erheben, dieses Mal vor dem Sozialgericht. Das Sozialgerichtsverfahren selbst ist kostenlos. Bedenken Sie vor diesem Schritt jedoch, dass Ihnen hierdurch Anwaltskosten entstehen können. Fragen Sie daher vorher Ihre Rechtsschutzversicherung, ob eine Kostenübernahme möglich ist.

Schöpfen Sie alle rechtlichen Möglichkeiten aus. Setzen Sie sich mit Ihrer Krankenkasse in Verbindung und verlangen Sie umfassende Informationen!

Neben den Erstattungen durch die Krankenkassen können Sie die Anschaffung einer Perücke oder von Permanent Make-up auch gegenüber dem Finanzamt als besondere Belastung geltend machen. Dies ist natürlich nur dann der Fall, wenn es sich bei dem bestehenden Haarverlust um eine Krankheit und nicht nur um einen »kleinen« Schönheitsfehler handelt. Verschenken Sie also kein Geld!

Auch die Glatze braucht Pflege

Dass Haarausfall nur ein Problem älterer Herren ist, stimmt heute nicht mehr. Der befürchtete Verlust des Haupthaares beginnt bei Männern oft schon ab dem 20. Lebensjahr.

Und immer mehr dieser jüngeren Männer entschließen sich dazu, den kahlen Kopf mit Würde zu tragen. »Oben ohne« ist »in«. Das machen uns prominente Glatzenträger wie Heiner Lauterbach, Andre Agassi oder Bruce Willis vor.

Nass ist besser als trocken

Ob durch Haarausfall oder Rasur entstanden – auch eine Vollglatze will gehegt und gepflegt sein. Das beginnt zunächst mit der richtigen Rasur der Resthaare. Längere Haare müssen mit einem Bartschneider kurz geschoren werden. Dann beginnt die Glattrasur. Von der Anwendung eines Rasiermessers ist unbedingt abzuraten. Da man große Teile des Kopfes selbst nicht einsehen kann, sind Schnitte vorprogrammiert. Die meisten modebewussten Glatzenträger schwören auf die Nassrasur des Kopfes. Dabei werden die Haare tiefer abgeschnitten, wachsen jedoch genauso schnell wieder nach. Nass oder trocken ist also letztlich eine Frage von Geschmack und persönlicher Überzeugung. Einer Studie von Wilkinson zufolge bevorzugen zumindest im Bartbereich rund 60 Prozent der 15- bis 24-Jährigen die Nassrasur.

Die STIFTUNG WARENTEST hat 19 Nassrasierer (Dezemberheft 2004) getestet. Das Ergebnis: Hände weg von billigen Einwegrasierern! Sie schneiden alle schlecht ab. Rasiersysteme mit Wechselklingen sind besser. Der Testsieger heißt Gillette Mach3 Turbo.

Doch selbst mit einem guten Rasierer können sich die Kopfhaare oft als widerspenstig erweisen. Wer eine gepflegte Glatze haben möchte, muss vor und nach der Rasur ein paar einfache Hinweise beachten.

Tipps für die Rasur

Erst einweichen

Zunächst weicht man die Haare mit warmen Wasser auf. Dann massiert man den Rasierschaum gut in die Kopfhaut ein und lässt ihn etwas einwirken. Besser als Dosen-Gel ist ein Schaum, der mit dem Dachshaarpinsel aufgeschäumt wird. Durch den Schaum können die Haare besser erfasst werden. Die Klinge hält länger. Die Rasur wird dadurch gründlicher. Die dabei abgeschabten Hautschichten erneuern sich von selbst.

Grundsätzlich muss man in mindestens zwei Gängen rasieren. Beim ersten Rasiergang mit dem Strich, dann erneut einschäumen. Beim zweiten Durchgang wird gegen den Strich rasiert, um widerspenstige Stoppeln zu erwischen. Ein Rasierer mit Schwingkopf gleicht Unebenheiten am Kopf perfekt aus.

Nach 24 Stunden sind bei stärkerem Haarwuchs wieder die ersten Stoppeln spürbar. Wer also immer eine glatte Kopfhaut vorweisen will, muss täglich rasieren. In der Regel reicht ein Rasierkopf für zwei bis drei gründliche Kopfrasuren aus. Eine Glatze muss also nicht zwangsläufig billiger sein als der Frisörbesuch.

Pflege für die Kopfhaut

Wie bei der normalen Hautpflege muss auch die rasierte Kopfhaut sorgfältig gereinigt werden. Am besten verwendet man hierzu ein mildes Reinigungswasser oder eine Lotion. Nach der Reinigung sollten Sie eine mattierende Feuchtigkeitscreme einmassieren. Wer sich besonders verwöhnen möchte, kann nach der Rasur ein Aftershave oder Eau de Toilette auftragen. Es zieht die Haut zusammen und bewirkt ein erfrischendes Gefühl.

Auch auf der Kopfhaut können Pickel sprießen. Besonders gemein sind die, die man selbst im Spiegel nicht sehen kann. Ein Besuch bei der Kosmetikerin kann Abhilfe schaffen. Bitten Sie Ihre Kosmetikerin, den Kopf in die Behandlung mit einzubeziehen. Ohnehin tut eine Massage von Gesichts- und Kopfhaut vor allem auch der Seele gut.

Bei Entzündungen sollten Sie die Kopfhaut vorsichtig fachgerecht desinfizieren. Eine schmerzlindernde Creme sorgt dafür, dass die entzündeten Hautstellen schnell verheilen. Versuchen Sie es bei der nächsten Rasur mit weniger Druck.

Wer schnell und stark schwitzt, kann gegen das Glänzen der Glatze ein nicht fettendes Pflege-Gel verwenden. Für besonders starke Fettproduktion der Kopfhaut gibt es mattierende Lotionen. Grundsätzlich können Sie alle für das Gesicht geeigneten Pflegemaßnahmen auf die Kopfhaut ausdehnen. Dazu benötigen Sie keine neuen Produkte. Was dem Gesicht gut tut, wird der Kopfhaut nicht schaden. Um die Haut glatt und weich zu erhalten, ist es sinnvoll, einmal wöchentlich ein Peeling durchzuführen. Eine straffende Maske, die man nach der Anwendung wie einen Film wieder abziehen kann, ist bei schnell glänzender Kopfhaut sinnvoll.

Gel gegen den Glanz

Absolutes Muss für alle Glatzenträger ist im Sommer ein Sonnenschutz mit hohem Lichtschutzfaktor oder eine Kopfbedeckung. Sonst gibt es später unschöne Pigmentflecken.

Wenn man sich die Haare ausreißt – Trichotillomanie

Der Volksmund kennt den Ausdruck »sich die Haare raufen« für Situationen, die verworren und ausweglos erscheinen. Es kommt immer wieder vor, dass sich Menschen in Phasen einer Depression oder großen Kummers die eigenen Haare ausreißen. Nach dem Zweiten Weltkrieg begann die psychiatrische Forschung, sich vermehrt mit diesem Phänomen auseinander zu setzen.

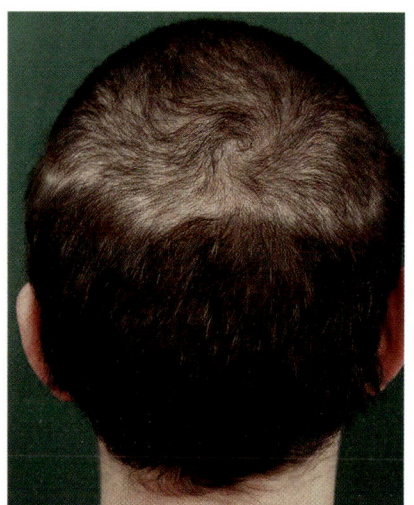

Abb. 80: Trichotillomanie
Foto: Prof. Dr. Uwe Gieler

Das Ausreißen der eigenen Haare wird medizinisch als Trichotillomanie bezeichnet und zählt zu den sogenannten Zwangsspektrumsstörungen. Es handelt sich also nicht um Haarausfall.

Für den Laien ist vom äußeren Erscheinungsbild her oft nicht zu unterscheiden, ob die Haare ausfallen oder ausgerissen werden. Nicht alle Trichotillomanie-Betroffenen sind auf Anhieb als solche zu erkennen. Das Spektrum reicht von kaum sichtbaren ausgedünnten Stellen bis hin zu völliger Kahlheit. In manchen Fällen kann diese Erscheinungsform auch mit dem kreisrunden Haarausfall verwechselt werden. Am häufigsten sind Kopfhaare, Wimpern und Augenbrauen betroffen. Das Ausreißen kann sich durchaus auch auf alle behaarten Körperstellen ausdehnen.

In der Regel wachsen die Haare nach. Länger anhaltendes und massives Reißen kann jedoch zur Narbenbildung mit langfristiger Kahlheit führen.

Die Betroffenen setzen alles daran, die kahlen Stellen in der Öffentlichkeit durch Frisieren, Kopfbedeckungen oder Haarersatz zu verbergen – ein sehr zeitaufwändiges Unterfangen, das viel Kraft kostet und teilweise in eine wachsende soziale Isolation führen kann. Es versteht sich von selbst, dass von Trichotillomanie betroffene Menschen nicht in die Praxis des Dermatologen gehören. Sie benötigen eine psychotherapeutische Behandlung. Informationen zur Erkrankung und Beratung bieten Selbsthilfegruppen. Die Informations- und Beratungsstelle Trichotillomanie bietet im Internet unter www.trichotillomanie.de ausführliche Hinweise für Betroffene und Angehörige.

Wenn Haarausfall Angst macht

Viele Menschen kommen mit der psychischen Belastung durch Haarausfall nicht zurecht. Sie ziehen sich aus dem gesellschaftlichen Leben zurück und versinken in gefährlicher Isolation. Dies schließt nicht nur Frauen, sondern auch Männer mit ein. Warum die Haare ausfallen, spielt dabei keine Rolle.

Der androgenetische Haarausfall ist zwar keine Krankheit im eigentlichen Sinne, jedoch kann der Verlust der Haare eine Vielzahl psychologischer Folgen und eine Einschränkung der Lebensqualität mit sich bringen. Die meisten Männer mit ererbtem Haarausfall stehen zumindest in geringem Maße unter Stress, wenn die Haare ausfallen. Bei Frauen kann jedoch das ganze Leben aus dem Gleichgewicht geraten.

Warum Haarausfall Angst macht

Die Eigenwahrnehmung des Haarausfalls bestimmt die Art, wie die Umwelt damit umgeht.

Die Angst vor Haarausfall ist ein ererbtes Grundproblem unserer Gesellschaft, ein psychologischer Faktor, der nicht zu unterschätzen ist. Innere Krankheiten sind in den meisten Fällen schwerwiegender als der Verlust der Haare. Erkrankungen von Haaren und Haut sind allerdings Erscheinungsbilder, die auf den ersten Blick von jedem wahrgenommen werden. Das ist das eigentliche Problem. Wer unter dem Verlust seiner Haare, unter seiner optischen Minderwertigkeit leidet, ist weniger leistungsfähig und kann am Ende tatsächlich krank werden. Krank an der Seele!

Haarausfall belastet ohne Zweifel alle diejenigen Menschen mehr, die ohnehin ein schwaches Selbstwertgefühl besitzen. Haarausfall bestätigt und verstärkt somit die eigene Minderwertigkeit.

Die Wahl der Kopfbedeckung und deren Bedeutung für die Trägerin reflektiert die innere Einstellung des Einzelnen zu seinem Haarausfall. Welche Funktion beispielsweise eine Perücke erfüllt, kann daher sehr unterschiedlich sein. Logischerweise fühlt sich nur jemand imstande, sich ohne Kopfbedeckung zu zeigen, der seine Haarlosigkeit voll und ganz akzeptiert hat.

> »Es ist doch merkwürdig. Seit ich meinen Haaren so viel Aufmerksamkeit schenke, fallen sie aus. Natürlich merkt das niemand außer mir, der ich ihnen so viel Aufmerksamkeit schenke. Immerhin belief sich in der letzten Woche der tägliche Durchschnitt bereits auf 30.«
>
> Aus dem Tagebuch eines Haarspalters von Ephraim Kishon

Entscheidend ist die Lebensphase

Eine besonders schwierige Phase ist die Pubertät. Junge Menschen in diesem Alter wollen sich nicht nur von ihren Eltern abgrenzen, sondern befinden sich auch auf der Suche nach ihrem individuellen Weg zur Frau bzw. zum Mann. Wenn in diesem Alter ein Haarausfall eintritt, so bedeutet dies in den meisten Fällen ein einschneidendes Ereignis. Auf dem Weg vom Kind zum Erwachsenen werden ständig die Stärken und Schwächen der eigenen Optik bewertet und mit denen anderer Jugendlicher verglichen. Das Ergebnis dieser Selbstanalyse kann eine starke Auswirkung auf die psychische Stabilität und Entwicklung haben.

Wie und ob Haarausfall akzeptiert werden kann, hängt entscheidend von der jeweiligen Lebensphase ab.

Dabei unterwerfen sich Mädchen dieser Altersgruppe wesentlich stärker optischen Maßstäben als Jungen. Für sie gilt es, das Aussehen ständig zu verbessern. Nicht selten wechseln junge Mädchen alle paar Wochen die Haarfarbe. Sie befinden sich in einer Experimentierphase, sie wollen, ja müssen sich selbst ausprobieren können.

Die Auswirkungen, die ein Haarverlust in diesem Lebensabschnitt mit sich bringen kann, liegen auf der Hand.

Ein Mädchen, das nun seine Haare, dieses als so wichtig empfundene Symbol der Identifikation und Differenzierung von anderen Gleichaltrigen, verliert, muss sich hoffnungslos verloren fühlen. Es wird wesentlicher Möglichkeiten beraubt, sich einen Platz in der Gruppe Gleichaltriger zu erobern. Hinzu kommt in den meisten Fällen das übermäßig besorgte Verhalten der Eltern, die ihr Kind von einem Spezialisten zum nächsten schleppen. Hoffnungen werden aufgebaut. Werden diese dann durch Enttäuschungen, das heißt erfolglose Behandlungen, wieder in Frage gestellt, wirkt sich das besonders störend auf die Entwicklung des Selbstbewusstseins aus.

> »Sehnsüchtig grüßt der, der ich bin, den, der ich sein möchte.«
> Augustinus, Theologe und Philosoph

Bei erwachsenen Frauen bietet die zunehmende Lebenserfahrung ein gutes Polster, um den Umgang mit Haarverlust zu erleichtern. Die verbesserte Kommunikationsfähigkeit erlaubt es, den Haarausfall und die damit verbundenen Probleme anderen Menschen zu erklären. Anders als bei Kindern und Jugendlichen ist man weniger der Gefahr ausgeliefert, gehänselt und aufgezogen zu werden.

Dennoch steht es außer Frage, dass auch Erwachsene Haarausfall als optischen Mangel wahrnehmen und unter dem Verlust von Haaren mehr oder weniger stark leiden. Haarausfall hat einen starken Einfluss auf das alltägliche Leben. Rückzug und Isolation aufgrund des Haarausfalls sind in diesem Alter jedoch in der Regel selbst verursacht und beruhen auf der eigenen negativen Einstellung sich selbst gegenüber. Einschränkungen im Alltag und im sozialen Umfeld hängen mit der inneren Einstellung zusammen, die der/die Einzelne dazu einnimmt.

Faktoren gegen die Angst

Wie Menschen in unserem Umfeld den Haarausfall wahrnehmen und damit umgehen, hängt im wesentlichen von der eigenen Einstellung ab.

In Zeiten von Hartz IV, wirtschaftlicher Flaute und Arbeitslosigkeit kann ein optisches Defizit wie Haarausfall auch zu beruflichen Problemen führen.

Ob eine Frau ohne Haare akzeptiert wird oder ob ihr wegen der fehlenden Haarpracht berufliche Kompetenz aberkannt wird, hängt sicherlich damit zusammen, in welcher Branche sie arbeitet. In eher konservativen Berufsfeldern mag es größere Schwierigkeiten geben, auch ohne Haare akzeptiert zu werden, als in künstlerisch-kreativen Bereichen. Haarausfall kann bei einigen Arbeitgebern durchaus die Angst hervorrufen, dass mit häufigeren Krankmeldungen und Kuraufenthalten zu rechnen ist. Dies zeigt, dass vor allem Frauen nicht selten mit Unwissenheit und Vorurteilen ihrer Umwelt konfrontiert werden.

Männer gehen wesentlich lockerer mit einem optischen Manko bei Frauen um, wie es beispielsweise Haarausfall darstellt, als Frauen allgemein glauben. Zweifellos gibt es auch Männer, für die die Attraktivität einer Frau mit der Länge ihrer Haare zunimmt. Hier muss jede Frau für sich selbst entscheiden, ob sie eine Beziehung langfristig auf Äußerlichkeiten aufbauen will oder ob sie es vorzieht, einen Mann zu finden, für den innere Werte, Charakter und Persönlichkeit eine wichtigere Rolle spielen. Schließlich werden wir alle auch aus Altersgründen nicht ewig dem Ideal der Jungen, Schönen, Dynamischen genügen können.

Erst wenn man in der Lage ist, sich dem Haarausfall – auf welche Art auch immer – zu stellen, wird man auch das Glück erfahren können, positive Erlebnisse zu sammeln.

Wenn man den Blicken unmittelbar begegnet, indem man diejenigen, die einen anstarren, freundlich grüßt oder direkt anspricht, wird man in vielen Fällen überrascht sein von der Reaktion. Oft zeigen sich Menschen in der Umgebung eher interessiert und offen dem Haarverlust gegenüber, wenn sie nicht befürchten müssen, mit Problemen konfrontiert zu werden. Nicht wenige finden es dann bewunderungswürdig, wie der Betroffene mit dem Haarausfall umgeht.

Wie Glatzköpfigkeit auf den Betrachter wirkt, erläutert eine Studie der Universität Saarbrücken, die im Mai 2002 in der Zeitung DERMAforum veröffentlicht wurde.

»Unzählige Zeugnisse aus Literatur, Geschichte, Völkerkunde, Archäologie und anderen Wissenschaftszweigen belegen, dass das Haar zu allen Zeiten und in allen Kulturen eine herausragende Rolle gespielt hat. Bezeichnenderweise ist eines der ältesten Medikamente der Medizingeschichte ein Mittel gegen die Männerglatze. »Vor 4000 Jahren rieben sich die alten Ägypter eine Tinktur aus in Öl gebratenen und gemahlenen Hundepfoten und Eselshufen auf ihre kahlen Häupter. Ähnlich skurrile Methoden sind aus verschiedensten Zeitepochen und aus allen Teilen der Welt bekannt«, erklärt Priv.-Doz. Dr. phil. Ronald Henss vom Fachbereich Psychologie an der Universität Saarbrücken auf Anfrage von DERMAforum. Aus rein medizinischer Sicht sind Haare für den Menschen nicht lebensnotwendig. Die weit verbreitete Sorge der Männer um den Verlust des Haupthaares hat daher in allererster Linie psychologische Gründe. Am Anfang der psychologischen Wirkungskette steht sicherlich die Angst, dass ein kahles Haupt in den Augen unserer Mitmenschen ein negatives Image erzeugt.« (Mai 2002, Nr. 5. Spezial: »Haare«, Seite 14)

Mehr Dynamik mit Toupet?

An der Universität des Saarlandes wurde in mehreren Untersuchungen der Frage nachgegangen, wie eine Glatze auf den Betrachter wirkt. Für die jüngste Untersuchung wurden zwölf männliche Glatzenträger fotografiert. Einmal mit Glatze und einmal mit einem individuell gefertigten Toupet. Die Bilder wurden im Internet präsentiert und sollten dort von Versuchspersonen im Hinblick auf 70 Persönlichkeitsmerkmale beurteilt werden. Außerdem sollten das Alter und die Körpergröße geschätzt werden. Jede Versuchsperson durfte nur ein einziges Bild beurteilen. Somit konnten sie keinen Verdacht schöpfen, dass es im Wesentlichen um die Eindruckswirkung der Glatze ging. An der Untersuchung nahmen mehr als 1200 Männer und Frauen aus aller Welt teil.

Das Ergebnis: Mit Ausnahme des ältesten Mannes wurden alle Männer deutlich attraktiver eingestuft, wenn sie ein Toupet trugen. Andererseits erschienen sie ohne Toupet als die besseren Familienväter.

»Ob dieser Eindruck als eine positive Wirkung der Glatze interpretiert werde sollte, ist fraglich. Mit Glatze ist ein Mann wesentlich weniger attraktiv und man traut ihm keinen Erfolg bei Frauen zu; da ist es wenig verwunderlich, dass man ihn für einen fürsorglichen Ehemann und guten Vater hält, der keine außerehelichen Affären hat«, so Henss.

Gesicht wichtiger als Haare

Da Alter und Attraktivität in allen Bereichen des sozialen Lebens eine wichtige Rolle spielen, scheint die Sorge um den Erhalt der Haarpracht nicht völlig unbegründet. Die psychologische Forschung zeigt, dass in aller Regel die individuelle Gesamtkonfiguration des Gesichts eine wesentlich wichtigere Rolle spielt als Einzelaspekte wie beispielsweise die Haarfülle. Henss: »Aber auch das ist nicht unbedingt ein Trost – schließlich hat nicht jeder Mann die Physiognomie von Sean Connery.«

Solche Studien machen Menschen mit Haarausfall sicherlich keinen Mut, zu ihrer Haarlosigkeit zu stehen. Wer solche Berichte liest, fühlt sich eher in seiner Minderwertigkeit bestätigt.

Die meisten Menschen mit Haarausfall erwarten ständig Ablehnung von außen und machen sich so selbst das Leben schwer. Ständige Versuche, sich an die Vorstellungen anderer anzupassen, lassen die eigenen Bedürfnisse und Wünsche in Vergessenheit geraten.

Von Haarausfall betroffene Menschen durchlaufen in der Regel drei Stadien.

Zunächst kommt die gewaltige Panik. Das »große Rennen« von Arzt zu Arzt beginnt. Einziges gegensteuerndes Instrument ist die anfängliche Sicherheit, dass es die Pille dagegen geben muss, was immer es auch sein mag.

Wenn die Möglichkeiten der Schulmedizin erschöpft sind, folgt die Flucht vor der Realität in die Esoterik oder in mystische Medizinkulte ferner Länder.

Wenn auch das nichts hilft, greift Resignation um sich, begleitet von Verstecken, Übermalen und Weggucken – besonders vor dem eigenen Spiegelbild. Ob dieses Intermezzo das endgültige Stadium darstellt oder lediglich eine Übergangsphase, hängt von jedem selbst ab. Manchmal muss man erst ganz unten im Sumpf stecken, um die frische Luft dort oben wieder schätzen zu können. An diesem Punkt kann man feststellen, ob das Selbstbewusstsein nur auf Haare gebaut war.

Es besteht allerdings auch durchaus die Chance, diesen Teufelskreis zu durchbrechen. Dann entsteht eines Tages ein neues Selbstbewusstsein. Der Blick in den Spiegel tut nicht mehr weh. Man fängt an, sich selbst wieder zu mögen. Nur wenn genug Liebe zum »Ich« vorhanden ist, kann sie auch auf andere Menschen überspringen. Und irgendwann stellt man überrascht fest, dass man zwar manchen alten Freund verloren, aber viele neue hinzugewonnen hat. Und wenn man nicht aufgibt, entdeckt man vielleicht auch bald eine neue Form von Schönheit, die von innen nach außen strahlt.

Psychische Belastung oft unerträglich

Doch die meisten Menschen mit Haarausfall fühlen sich noch verloren und weit davon entfernt, ein Leben ohne Haare akzeptieren zu können.

»Das Einzige, was wir zu fürchten haben, ist die Furcht selbst.« Franklin D. Roosevelt, Präsident der USA 1933–1945

Besser leben mit **HAIRCOACHING**®

Haarausfall kann für den Betroffenen und für seine Familie eine besondere Herausforderung darstellen. Die Betroffenen und ihre Angehörigen sind mit einer völlig neuen Lebenssituation konfrontiert, die verwirrend und bedrohlich wirkt. Wie stark der Verlust der Haare tatsächlich das Alltagsleben beeinflusst und einschränkt, kann jeder selbst feststellen.

Selbsttest

■ **Versuchen Sie herauszufinden, wie stark der Haarausfall bereits Ihr Leben beeinflusst.**

Bitte kreuzen Sie bei den folgenden Aussagen jeweils nur **eine** Zahl an.

1 = trifft überhaupt nicht zu
2 = trifft kaum zu
3 = trifft meistens zu
4 = trifft oft zu
5 = trifft immer zu

Aufgrund meines Haarproblems fehlt es mir an Spontaneität.	1	2	3	4	5
Mein Haarproblem macht mich depressiv und nimmt mir jede Lebensfreude.	1	2	3	4	5
Ich habe Angst, dass sich mein Haarausfall verschlimmert.	1	2	3	4	5
Ich fühle mich wegen meines Haarproblems häufig unsicher.	1	2	3	4	5
Ich kontrolliere ständig, wie viele Haare ich verliere.	1	2	3	4	5
Wegen meines Haarproblems bin ich weniger attraktiv als andere.	1	2	3	4	5
Ich meide bestimmte Situationen wegen meines Haarproblems.	1	2	3	4	5
Wegen meines Haarproblems gehe ich weniger häufig aus.	1	2	3	4	5
Mein Haarproblem hindert mich daran, mit anderen Menschen Kontakt aufzunehmen.	1	2	3	4	5
Ich habe das Gefühl, dass andere Menschen mein Haarproblem sofort wahrnehmen.	1	2	3	4	5
Ich mache mir Gedanken darüber, was andere Menschen über mein Haarproblem denken.	1	2	3	4	5

Ich lebe in der Angst, dass mein Haarausfall entdeckt werden könnte.	1	2	3	4	5
Ich vermeide es, anderen Menschen mein Haarproblem zeigen zu müssen (z. B. Frisör, Arzt).	1	2	3	4	5
Ich fühle mich wegen meines Haarproblems als Außenseiter.	1	2	3	4	5
Wegen meines Haarproblems belaste ich meine Familie und meine Freunde.	1	2	3	4	5
Es ist wegen meines Problems schwierig, einen Partner kennen zu lernen.	1	2	3	4	5
Wegen meines Haarproblems belaste ich meine/n Partner/in.	1	2	3	4	5
Ich habe Angst, dass mein/e Partner/in sich wegen meines Haarproblems von mir trennt.	1	2	3	4	5
Ich fühle mich wegen meines Haarproblems sexuell gehemmt.	1	2	3	4	5
Wegen meines Haarproblems kann ich bestimmte Berufe nicht ausüben.	1	2	3	4	5
Der Zustand meiner Haare beeinflusst mich bei meiner Arbeit.	1	2	3	4	5
Wegen meines Haarproblems bin ich weniger leistungsfähig im Beruf.	1	2	3	4	5
Der Zustand meiner Haare beeinflusst mich bei meinen Freizeitaktivitäten.	1	2	3	4	5
Ich übe wegen meines Haarproblems frühere Freizeitaktivitäten nicht mehr aus.	1	2	3	4	5

Schauen Sie sich das Ergebnis an. Sie haben jetzt ein genaues Bild davon, in welchem Maß Ihr Leben vom Verlust der Haare beeinflusst wird. Sollten Sie häufig 4 und 5 Punkte vergeben haben, so spricht dies dafür, dass der Haarausfall Sie erheblich psychisch belastet und im Alltag eingeschränkt. In diesem Fall sollten Sie nicht zögern, entsprechende Hilfe in Anspruch zu nehmen.

Menschen mit Haarausfall suchen vor allem nach Lösungen, die durch den Haarausfall verursachte negative Einstellung zu sich selbst zu verändern und eine positivere Lebensperspektive zu erlangen. Das heißt jedoch nicht, dass man nun reif ist für eine Psychotherapie.

Ich weiß, wovon Sie sprechen

Als ich vor 30 Jahren innerhalb von 12 Monaten alle Haare verlor, glaubte ich, mein Leben sei vorbei. Und das mit kaum 20 Jahren! Ich fühlte mich allein gelassen. Es gab niemanden, an den ich mich wenden konnte, niemanden, der mir sagen konnte, was zu tun sei. Heute, drei Jahrzehnte später, will ich alles daran setzen, dass anderen die gleichen Erfahrungen erspart bleiben.

Mit meinem Projekt **HAIR**COACHING® helfe ich Menschen, zu ihrer eigenen Kraftquelle zu finden, bringe ich Klarheit in den Dschungel von Medizin und Kosmetik.

In jeder Lebenskrise ist es wichtig zu lernen, wie man ein Problem erfolgreich lösen kann. Mit Hilfe des **HAIR**COACHING® kann jeder die für sich passende Strategie finden.
HAIRCOACHING® können alle Personen mit Haarverlust, aber auch Eltern betroffener Kinder in Anspruch nehmen. Dabei spielt es keine Rolle, warum die Haare ausfallen. **HAIR**COACHING® richtet sich an Menschen, die ihre Probleme mit Hilfe von außen effektiver angehen wollen.

Lernen, sich selbst zu helfen

Die Beratung ist auf die individuellen Bedürfnisse abgestimmt. Ein Grundziel ist die Hilfe zur Selbsthilfe. Die durch den Haarverlust in Alltagssituationen entstehenden Probleme werden in einem persönlichen Gespräch analysiert. Sie lernen, neue Möglichkeiten zu erkennen und zu nutzen, und sind bald in der Lage, die durch den Haarausfall verursachten negativen Gefühle zu relativieren und Ihr Verhalten im Alltag zu verbessern. Sie lernen neue Strategien im alltäglichen Umgang mit dem Haarverlust.

Viele Menschen gehen bei der ersten Konfrontation mit dem Haarausfall konzeptlos um. Konflikte werden unterdrückt oder geleugnet. **HAIR**COACHING® kann helfen, wenn Probleme im Umgang mit dem Haarverlust nicht allein gelöst werden können.

Ehepartner und Freunde sind meist überfordert, da ihnen die konkrete Erfahrung mit Haarverlust fehlt. Hinzu kommt die Angst, an Ansehen zu verlieren, weil man die Probleme nicht mehr allein lösen kann. Bei **HAIR**COACHING® bekommen Sie das ehrliche Feedback, das von Menschen ohne Haarprobleme nicht zu erwarten ist. Nur ein Haircoach mit eigener Erfahrung bezüglich Haarverlust ist in der Lage, Ihre Situation einfühlsam einzuschätzen und Sie qualifiziert zu beraten. Dadurch wird gewährleistet, dass Problemsituationen angesprochen werden können, die bislang verdrängt wurden. Zusätzlich erhalten Sie wertvolle Tipps zu Zweithaar, Permanent Make-up, Haarpflege, Transplantation und vielem mehr, die Ihnen Zeit, Geld und vor allem unangenehme Erfahrungen ersparen.

Durch die gewonnenen Erkenntnisse ergeben sich oft neue Ziele und Verhaltensweisen im Alltag. HAIRCOACHING® ist jedoch keine Psychotherapie. Psychische Erkrankungen gehören in die Hände des Psychologen.

Neue, positive Zukunftsperspektiven

Wem eine Selbsthilfegruppe helfen kann

In Deutschland gibt es die europaweit höchste Dichte an Selbsthilfegruppen. In den Grünen Adressen der NAKOS, der Nationalen Kontakt- und Informationsstelle zur Anregung und Unterstützung von Selbsthilfegruppen, findet man Adressen zu allen erdenklichen Erkrankungen und Behinderungen. Besonders häufig bilden sich solche Gruppen bei therapieresistenten, chronischen Erkrankungen und bei tabuisierten Bereichen. Ein Beispiel hierfür sind die Anonymen Alkoholiker oder die AIDS-Hilfe. In Selbsthilfegruppen finden Menschen zusammen, die unter demselben Problem leiden, also in unserem Fall Haarverlust. In der Gruppe erfahren die meisten ihren Haarverlust zum ersten Mal als etwas »Normales«. Sie stellen fest, dass sie mit ihrem Problem nicht allein sind. Die Selbsthilfegruppe kann neben umfassenden Informationen über Ursachen, Verlauf und Behandlungsmöglichkeiten vor allem Verständnis und neue Lebensperspektiven bieten.

Die meisten Selbsthilfegruppen gibt es in Deutschland

Die Teilnahme an einer Gruppe kann dann hilfreich sein, wenn Sie allgemeine Informationen zu Ihrem Haarausfall sammeln möchten und nach Tipps und richtigen Anlaufstellen suchen. Ob eine solche Gruppenarbeit sinnvoll ist, hängt vom Einzelnen ab. Die meisten Selbsthilfegruppen, die sich mit Haarausfall befassen, finden ohne therapeutische Leitung statt. Die Gruppe kann zwar einerseits viel Unterstützung und Verständnis bieten. Sie kann jedoch auch belasten, wenn man sich zusätzlich zu den eigenen Problemen noch mit denen der anderen Gruppenteilnehmer auseinander setzen muss. Auch wenn sich eine Person

Oft fehlt die therapeutische Leitung

mit beginnendem leichten Haarausfall in einer solchen Gruppe anderen Menschen mit kompletter Glatzenbildung gegenübersieht, kann dies traumatisierend wirken.

Wie man die richtige Selbsthilfegruppe findet
In vielen Städten und Gemeinden gibt es eine Kontakt- und Informationsstelle für Selbsthilfegruppen. Dort kann man Ihnen mit Adressen in Ihrer Umgebung weiterhelfen.

Was man tun kann, um mit dem Haarverlust positiv umzugehen

Wie so oft reichen Pillen allein nicht aus. Psychische Stabilität hat auch bei den verschiedenen Therapieformen unterstützende Wirkung. Ein positives Selbstwertgefühl ist die wichtigste Voraussetzung, um mit Ängsten und neuen Situationen klarzukommen.

Angst, vor dem, was passieren könnte

Menschen, die ihren Haarausfall als psychisch belastend empfinden, werden schon beim Aufstehen von Ängsten geplagt. In ihrer Vorstellung durchleiden sie alle Ereignisse, mit denen sie befürchten, im Laufe des Tages konfrontiert zu werden. Ängstlich wird nach dem Wetter Ausschau gehalten. Oh je, es stürmt. Die Perücke könnte verrutschen oder gar – die absolute Horrorvorstellung – wegfliegen. Eine wichtige Besprechung steht auf dem Terminplan. In Gedanken sieht man sich förmlich von den Blicken der anderen durchbohrt, die sehen, dass man »falsche« Haare trägt.

Man glaubt, genau zu wissen, wie die anderen Menschen auf den Haarverlust reagieren werden, steigert sich mehr und mehr in die Vorstellung von Horrorszenarien hinein und ist schließlich felsenfest davon überzeugt, dass dies alles so eintreffen muss.

Unter diesem Druck stehen vor allem Personen, die wenig Selbstvertrauen besitzen, und jene, die ihre Selbstsicherheit einzig auf Äußerlichkeiten begründen.

Wenn diese Gedanken Teil des Alltags werden und immer wieder auftreten, dann wächst ein negatives Bild von der eigenen Person. Ein Teufelskreis, dem man nur noch mit äußerster Anstrengung entfliehen kann.

Häufige Begleiterscheinung solcher Lebenskrisen ist der Versuch, ständig die Menschen der näheren Umgebung psychisch unter Druck zu setzen. Das Problem Haarausfall wird zum einzigen Thema, den ganzen Tag über und in allen Lebenslagen. Partner, Freunde und Familie sollen die Zuwendung ersetzen, die man sich selbst nicht mehr geben kann.

»Du sollst mir doch helfen!« »Du musst mir zuhören, um mein Problem zu verstehen!« »Aber ihr versteht mich eben alle nicht und lasst mich im Stich.«

Dabei stellt sich die Frage, was denn die anderen tun sollen, vor allem wenn sie keine Ärzte sind. Die Tatsache, dass man sich letztlich nur selber helfen kann, das Leiden am Haarausfall zu bewältigen, wird dadurch völlig überdeckt und nicht wahrgenommen.

Das eigentliche Problem besteht jedoch nicht in unserem Haarausfall, sondern in den Schlüssen, die wir daraus ziehen. Eine Frau hat schütteres Haar und folgert daraus, dass sie nun unattraktiv geworden ist. Diese Schlussfolgerungen haben oft nichts mit der Realität zu tun und sollten durch Tatsachen ersetzt werden. Die Menschen Ihrer Umgebung nehmen nicht selten ganz andere Dinge an Ihnen wahr und schätzen Sie deshalb. Vielen ist vielleicht bis heute nicht einmal aufgefallen, dass Ihre Haare dünner werden. Es ist unsere eigene Sicht der Dinge, die uns unglücklich macht. Lernen Sie allein oder mit professioneller Unterstützung diese optischen Beeinträchtigungen anzunehmen. Auch dabei hilft Ihnen **HAIR**COACHING®.

Hauptproblem sind die falschen Schluss- folgerungen

Die Zahl der psychosomatischen Erkrankungen ist in den letzten Jahren alarmierend gestiegen. Die wachsende Komplexität unserer Umwelt erfordert eine immer größere Belastbarkeit. Viele Menschen fühlen sich überfordert. Die Folge ist Angst. Unter Stress verschiebt sich das Körpergefühl nach oben in den Halsbereich. Eine über einen längeren Zeitraum verkrampfte Körperwahrnehmung verstärkt die grundlegende Verunsicherung.

Der psychische Druck wird größer

Wenn der psychische Druck zu groß wird, können Entspannungsmethoden Abhilfe schaffen. Asiatische Entspannungstechniken sind hervorragend geeignet, stressbedingte Störungen zu beheben oder zu verhindern. Die meditativen Dehnungsübungen öffnen Gelenke, strecken Muskeln, bringen physiologische Austauschprozesse in Gang und haben einen positiven Einfluss auf das Immunsystem, den Hormonhaushalt und

149

■ **Die folgende Liste kann Ihnen zu einem leichteren Leben mit Haarausfall verhelfen.**

● Versuchen Sie, Ihr psychisches Gleichgewicht zu bewahren, indem Sie Strategien erlernen, um mit Stress, Angst und Depressionen besser fertig zu werden!

● Intensivieren Sie Beziehungen zu Angehörigen und Freunden, die bereit sind, über Ihre Probleme zu sprechen!

● Konzentrieren Sie sich so oft wie möglich auf positive Bereiche Ihres Lebens!

● Lernen Sie, sich selbst zu akzeptieren! Denn nur dann können Sie auch erwarten, von Ihrer Umwelt akzeptiert zu werden.

● Schauen Sie in den Spiegel – auch ohne Perücke!

● Suchen Sie nach positiven Punkten an Ihrem Äußeren, z. B. ausdrucksstarken Augen, einem schön geschwungenen Mund! Führen Sie eine Plus-Punkte-Liste!

● Konzentrieren Sie sich auf diese positiven Dinge an Ihrem Äußeren!

● Lernen Sie, auf die Menschen zuzugehen!

● Beugen Sie Spekulationen vor, indem Sie kurz erklären, dass und warum Sie keine Haare haben!

● Schauen Sie in den Spiegel und sagen Sie laut zu sich selbst: »Ich mag mich, so wie ich bin!«

● Akzeptieren Sie Ihren Haarausfall und versöhnen Sie sich mit Ihrem veränderten Aussehen!

● Sammeln Sie Komplimente und freuen Sie sich darüber!

die Nervenbotenstoffe, die bei Stress, Depressionen und Ängsten aus dem Takt geraten.

Grundvoraussetzung ist jedoch die Ehrlichkeit zu sich selbst. Ängste und Unsicherheiten sind kein Makel, sondern eine natürliche Reaktion auf überhöhte Anforderungen. Wichtig ist, die Unsicherheitsgefühle nicht zu verdrängen.

Die Auswahl der richtigen Entspannungsmethode

Qigong Ca. 3000 Jahre alte Heilgymnastik aus China zur Vorbeugung und Heilung von Krankheiten und zur Harmonisierung von Körper und Seele. Es gibt verschiedene Formen.

Für Stressprobleme und zur Vorbeugung geeignet. Hilft bei Atem-, Kreislauf- und Verdauungsbeschwerden. Stärkt die Immunabwehr und erhöht die Belastbarkeit des Körpers.

Tai Chi Abgeleitet von einer chinesischen Kampfsportart aus dem 13. Jahrhundert. Eine Reihe genau definierter Bewegungsabläufe wird unter fachlicher Anleitung immer wieder geübt.

Regelmäßiges Üben ist dringend notwendig. Die Übungen stellen ein körperliches und geistiges Gleichgewicht her. Das Praktizieren in der Gruppe wirkt kommunikationsfördernd.

Yoga Stammt ursprünglich aus Indien und ist ein sehr altes ganzheitliches Bewegungstraining.

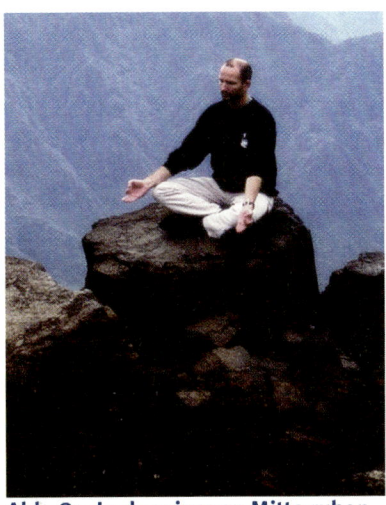

Empfehlenswert für Menschen mit wenig Zeit, da die Übungen in den Alltag integrierbar sind. Durch verschiedene Körperhaltungen in Verbindung mit Atmung werden die Energieflüsse gefördert. Reduziert die Stresshormone und fördert die körperliche Regeneration durch erhöhte Sauerstoffzufuhr.

Zen Entstand in Indien vor ca. 2500 Jahren. Der Jesuitenpater Hugo Lasalle brachte Zen nach Europa.

Gut geeignet für Menschen, die hohe Anforderungen bewältigen müssen. Einfach zu erlernen. Anfangserfolge stellen sich schnell als Entspannung ein. Zen übt ein Verhalten des Loslassens.

Abb. 81: In der eigenen Mitte ruhen.
Foto: Ralf Niesters

Professionelle psychologische Hilfe

Wer Selbstzweifel oder Hilflosigkeit in den Griff bekommen will, muss auf jeden Fall zunächst sein eingefahrenes Verhalten ändern. Nur so kann ein bestehendes Problem radikal beseitigt werden. Doch das ist leichter gesagt als getan. Wer es allein nicht schafft, ist auf Unterstützung angewiesen.

Viele Menschen empfinden ihren Haarausfall als Trauma. Die Krankheit kann für Eltern, Partner und andere Angehörige von Betroffenen ebenfalls zu einer Belastung werden.

Wenn Sie den Eindruck haben, dass der Haarverlust einschneidende Veränderungen in Ihrem Leben mit sich gebracht hat, Sie sich isoliert haben oder dauerhaft unter negativen Gefühlen leiden, sollten Sie psychologische Hilfe suchen.

■ **Wann Sie wegen Ihres Haarausfalls therapeutische Hilfe in Anspruch nehmen sollten**

- Wenn Sie ständig unter der Angst leiden, andere könnten von Ihrem Haarausfall erfahren.
- Wenn der Haarausfall Sie im Umgang mit anderen Menschen unsicher macht.
- Wenn Sie spüren, dass Ihr Selbstwertgefühl schwindet.
- Wenn Sie ständig den verlorenen Haaren nachtrauern und depressiv werden.
- Wenn Sie sich wegen des Haarausfalls schämen.
- Wenn Sie sich schuldig fühlen, den Haarausfall provoziert zu haben.
- Wenn Sie sich schuldig fühlen, nicht den herrschenden Schönheitsidealen zu entsprechen.
- Wenn Sie sich immer mehr in Isolation zurückziehen.
- Wenn Sie auf übertriebene Art und Weise ständig nach neuen Behandlungsmöglichkeiten suchen.
- Wenn Sie den Eindruck haben, nicht zu wissen, wie Sie aus den negativen Gefühlen jemals herausfinden können.

Wie Sie professionelle psychologische Unterstützung finden

Ein Weg, professionelle psychologische Hilfe zu finden, kann ein Gespräch mit einem Arzt Ihres Vertrauens sein. Sie können sich jedoch auch an einen Psychiater oder Neurologen wenden, der Ihnen Adressen von entsprechenden Psychotherapeuten geben kann. Oder fragen Sie einen Freund, ob er Ihnen einen Psychotherapeuten empfehlen kann.

Die meisten Menschen sind davon überzeugt, dass Haare Maßstab der eigenen Identität sind. Werbung und eine Vielzahl von Kosmetikbüchern entfachen dieses Bedürfnis in uns immer wieder aufs Neue. Insbesondere Frauen reden sich bei Haarverlust schnell ein, dass sie nun unattraktiv für das männliche Geschlecht geworden seien.

Wichtig ist der Charakter

Es sind nicht die Äußerlichkeiten, die die Persönlichkeit ausmachen. Mit einem ebenmäßigen Gesicht und glänzendem Haar sind wir ausgestattet oder nicht. Kahler Kopf oder haarige Mähne tragen letztlich weder positiv noch negativ zum Charakter eines Menschen bei. Mögen wir noch so viel färben und verdecken, es bleibt dabei: Das Einzige, was wir wirklich dauerhaft und selbstständig beeinflussen können, ist unsere Persönlichkeit. Mit unserem Aussehen können wir zweifellos einen ersten Eindruck manipulieren. Langfristig gewinnen wir jedoch Freundschaft und Sympathie nur durch unsere charakterliche Haltung anderen Menschen gegenüber.

Wie Sie Ihr Kind bei Haarausfall unterstützen können

Die psychische Belastung des Haarausfalls entsteht in frühen Jahren weniger bei dem betroffenen Kind selbst als bei den Eltern, besonders bei der Mutter. Das kindliche Gesicht besitzt noch die natürlich weichen Züge. Äußere Einflüsse und Lebenserfahrung haben noch keine Spuren hinterlassen. Geschlechterspezifisch zurechtfrisiert, lässt sich erst der Junge vom Mädchen unterscheiden. Zu diesem Zeitpunkt findet die erste Prägung statt, die das Kind zunehmend darauf fixiert, dass Haare für die Außenwelt von entscheidender Bedeutung sind.

Kinder sind mit ihrer offenen und ehrlichen Art oft grausam ihren Altersgenossen gegenüber. Kinder und Jugendliche, die an Haarausfall leiden, bekommen dies besonders deutlich zu spüren. Die Eltern sind hilflos, wissen nicht, wie sie sich ihrem Kind gegenüber verhalten sollen.

Dabei sollten die Erwachsenen Folgendes bedenken:

Kinder reagieren anders auf Haarausfall als Erwachsene. Dies liegt darin begründet, dass sich die Art und Weise, wie Kinder ihre Umwelt und ihr eigenes Leben wahrnehmen, von der der Erwachsenen grundlegend unterscheidet. Jedoch ändert sich mit den einzelnen Entwicklungsstadien des Kindes auch seine Sichtweise und Einstellung. Es hängt also vom Alter ab, wie Kinder den Haarausfall wahrnehmen und wie stark er ihr Leben beeinflusst.

Kinder gehen anders mit Haarausfall um

Kinder unter fünf Jahren sind so sehr mit dem Entdecken der Umwelt und ihren täglich neuen Erfahrungen beschäftigt, dass der Verlust von Haaren nur einen geringen Einfluss auf ihr Leben hat. Die Altersgenossen betrachten dies oft nur als eine »interessante« Anomalie. Wenn die erste Neugier vorüber ist, nehmen die Spielkameraden den Haarausfall bei Ihrem Kind kaum noch wahr.

Im Alter bis zu etwa zwölf Jahren haben Kinder meist die Erfahrung gemacht, dass sich die Sichtweise der Außenwelt durchaus von der eigenen unterscheiden kann. Kinder in diesem Alter nehmen sehr viel bewusster wahr, was andere über sie denken, schenken der Meinung anderer mehr

Problematisch wird es in der Pubertät

Aufmerksamkeit. Sie entwickeln eine stärkere Individualität und Selbstständigkeit.

Doch gerade durch den wachsenden Wunsch, sich einerseits von anderen zu unterscheiden und gleichzeitig in der Gruppe Gleichaltriger dazuzugehören, kann Haarausfall für Ihr Kind zu Problemen führen. Es spürt nun sensibler, ob sich andere lustig machen oder ob es akzeptiert wird. Sogar ein Kind mit gesundem Selbstvertrauen kann in seinem Verhalten erheblich beeinträchtigt werden, wenn es von anderen Kindern ausgegrenzt wird.

Individuelle Fähigkeiten fördern

Es spielt jetzt eine entscheidende Rolle, wie wohl sich Ihr Kind in seiner Haut fühlt. Wenn es sich in einem oder mehreren Bereichen ausleben kann, in denen es gute Fähigkeiten hat und Selbstbewusstsein und Selbstwertgefühl entwickelt, so wird dies dazu beitragen, dass durch den Haarausfall entstehende Schwierigkeiten besser bewältigt werden.

Für Teenager ist das Leben ohne Haare besonders schwierig. Das im Laufe der Kindheit gewachsene Selbstbewusstsein ist nun stark entwickelt. Jugendliche neigen dazu, sich selbst zu analysieren. Dadurch werden schon die kleinsten Äußerlichkeiten zu wichtigen Kriterien dafür, ob man von Gleichaltrigen akzeptiert wird. Dem richtigen Haarstil wird eine große Bedeutung beigemessen.

Auch in diesem Alter können sportliche, musische oder andere Freizeitaktivitäten, bei denen die jungen Leute Gelegenheit haben, ihre Fähigkeiten zu zeigen, hilfreich sein. Sie bekommen dadurch ein Gefühl der Kontrolle über ihre Situation und sind weniger in Gefahr, sich zu isolieren.

Viele Eltern fragen sich: Wie gehe ich als Mutter oder Vater mit dem Haarausfall meines Kindes um?

Am stärksten leiden die Eltern

Bei Kindern und Jugendlichen spielt der Standpunkt, den die Eltern zu dem Haarverlust ihres Kindes einnehmen, die entscheidende Rolle. Oft leiden die Eltern unter Schuldgefühlen, versagt zu haben. Sie setzen alles daran, dass ihr Kind seine Haare wieder erhält. Dies ist zunächst eine durchaus verständliche Reaktion. Gleichzeitig dürfen jedoch die Auswirkungen für das Kind nicht vergessen werden. Nicht selten übertragen sich die Schuldgefühle der Eltern auf das Kind, das sich dann unzulänglich fühlt. Es liegt in der Natur der Sache, dass es vor allem die Mütter sind, die sich Sorgen machen. Die Väter haben eine sehr viel pragmatischere Umgehensweise mit dem Problem. Sie legen in den meisten Fällen größeren Wert darauf, dass sie mit ihrem Kind interessante Dinge unternehmen und die Freundschaft und das Vertrauen zwischen Eltern und Kind ausbauen können.

Die Ursachen für diesen unterschiedlichen Umgang mit Haarverlust beim eigenen Kind liegen sicherlich auch darin begründet, dass Frauen Schönheitsidealen eine größere Bedeutung beimessen als Männer.

Der Umgang mit einem Kind, das keine Haare hat, bedeutet immer auch eine Herausforderung für die ganze Familie. Eltern sollten daher zwei Dinge berücksichtigen:

Kinder können widerstandsfähiger sein als Erwachsene, besonders ihre Eltern, glauben. Sie sind grundsätzlich optimistisch und haben weniger Erfahrungen damit, zurückgewiesen zu werden oder sich lächerlich zu machen.

Kinder richten sich vor allem nach den Erwachsenen ihrer Umgebung und vor allem nach Ihnen, ihren Eltern. Wenn ein Kind merkt, dass sein Haarausfall ein Grund für Angst oder Traurigkeit der Eltern ist, wird es diese Gefühle übernehmen und verinnerlichen.

Dies soll nicht bedeuten, dass Sie Ihre eigenen Emotionen ignorieren oder unterdrücken sollten. Ängste und Schuldgefühle wegen des Haarausfalls Ihres Kindes sind natürlich. Wenn Sie mit Sensibilität Ihrem Kind zuhören und darauf achten, wie die Sichtweise Ihres Kindes sein Gefühlsleben beeinflusst, dann können Sie seine Nöte und Sorgen besser verstehen und ihm angemessener zur Seite stehen.

Schuldgefühle zulassen

Dabei sollten Sie nicht vergessen, dass sich die Einstellung Ihres Kindes zu seinem Haarausfall im Laufe der Entwicklung grundlegend ändern kann. Wenn es noch im Grundschulalter gut damit zurechtkam, so ist es durchaus möglich, dass es sich als Teenager plötzlich sehr schwer tut.

Klären Sie Schulleitung und Lehrkräfte über die Ursache des Haarausfalls auf. Vielleicht ist der eine oder andere Lehrer sogar bereit, das Thema Haarausfall mit den Kindern in der Klasse zu besprechen. Unter Umständen kann es günstig sein, wenn der Klassenlehrer die Schüler über die Krankheit informiert und an deren Hilfe und Verständnis appelliert.

Ausgrenzung beeinträchtigt das Selbstbewusstsein

Wie man das Internet bei Haarausfall nutzen kann

In den letzten Jahren hat die Suche nach Rat und Hilfe im Internet bei Erkrankungen verschiedenster Art entscheidend an Bedeutung gewonnen. Vor allem Menschen mit Krankheiten und Problemen, über die man öffentlich nicht gerne spricht, finden hier eine anonyme Alternative, Auskünfte einzuholen.

Die Qual der Wahl

Inzwischen schießen Medizinportale wie Pilze aus dem Boden. Eine unüberschaubare Flut von Informationen überschwemmt den Ratsuchenden. Es wird immer schwieriger herauszufinden, welche Seiten seriöse und vertrauenswürdige Hinweise anbieten und wo sich Abzocke und Geschäftemacherei verbergen. Jeder kann heutzutage Informationen im Internet veröffentlichen.

Dieses Kapitel soll Ihnen dabei helfen, zuverlässige Informationsquellen herauszufiltern und von reinen »Verkaufsveranstaltungen« zu unterscheiden.

Schön, sauber, elegant, informativ und vor allem medizinisch sehen sie zunächst alle aus – die Seiten im Internet, die Produkte, Methoden und Dienstleistungen rund um Haarausfall und Haarprobleme präsentieren. Doch wie findet man heraus, auf welcher Seite wirklich Chancen und Hilfsmöglichkeiten angeboten werden? Worauf muss man achten, um Scharlatane und Geschäftemacher zu erkennen?

Zurechtfinden im Dschungel der Informationen

Zugegeben, es ist äußerst schwierig und wird immer problematischer für den Laien, bei der Informationssuche im Internet die Spreu vom Weizen zu trennen. Es sind gerade die Abzocker im »Haargeschäft«, die sich bestens mit der Psyche von betroffenen Menschen auskennen und diesen Trumpf auch mit den entsprechenden Formulierungen und Bildern skrupellos ausspielen. Erschwerend kommt hinzu, dass jeden Tag, jede Stunde wieder neue Spielräume und Ideen im Internet realisiert werden. Der Gesetzgeber hinkt der Entwicklung hinterher.

Dennoch gibt es durchaus einige Anhaltspunkte, die Ratsuchenden eine Orientierung bieten können. Jeder Anbieter wird Ihnen suggerieren, dass Sie nur mithilfe seines Produktes oder seiner Dienstleistung Ihre Träume verwirklichen können, schönes, gesundes, volles, glänzendes Haar zu erhalten, das Sie um Jahre jünger aussehen lässt. Dagegen ist nichts einzuwenden. Auch seriöse Anbieter bedienen sich dieses Vokabulars der Werbesprache. Es gibt jedoch bestimmte Schlagwörter, die Sie vorsichtig machen und bei denen Sie unbedingt hinterfragen sollten.

Ein unabhängiges Internet-Portal erkennt man daran, dass es keine eigenen Produkte verkauft. Firmen, die in jeder Suchmaschine mit bunten Flashanzeigen auftauchen, bieten selten gute Produkte. Vorsicht ist auch geboten auf Seiten, die Waren und Dienstleistungen ihrer Wettbewerber schlecht machen. Seriöse Werbung hat damit nichts zu tun.

Die Suche nach Aufklärung im Internet birgt jedoch auch Gefahren.

Wie kann man zuverlässige Informationen zum Thema Haarausfall finden?

> ### ■ Auf der Suche nach Informationen im Internet
>
> Das Internet kann und soll keinen Arztbesuch ersetzen. Es dient dazu,
> - die gewünschten Informationen zu finden
> - Antworten auf Fragen zu erhalten
> - Kontakte zu knüpfen

Wenn man keine konkrete Webadresse hat, die man konsultieren möchte, ist der übliche Weg, an Informationen zu einem bestimmten Thema zu gelangen, die Suche über eine so genannte Suchmaschine. Die bekanntesten Suchmaschinen für den deutschsprachigen Raum sind:

- www.google.de
- www.yahoo.de
- www.lycos.de
- www.altavista.de
- www.dino-online.de
- www.exite.de
- www.infoseek.de

oder www.metager.de, mit der man gleichzeitig in mehreren verschiedenen Suchmaschinen fündig werden kann.

Beispiele:

Gibt man bei *google* den Begriff *Haarausfall* ein, so erhält man allein für den deutschsprachigen Raum 84.000 Ergebnisse, darunter zahlreiche Treffer, bei denen es sich um reine Werbeangebote mit geringem Informationsgehalt handelt. Bei *Haarverlust* kommt man immerhin noch auf 29.200 Seiten, bei *alopezie* auf 82.800, bei der lateinisch-medizinischen Schreibweise *alopecie* auf 1.540 Ergebnisse.

Es macht also Sinn, die Suche durch weitere Begriffe einzuschränken. Sie sollten sich daher die Frage stellen, wonach genau Sie in Zusammenhang mit Haarausfall suchen. Wollen Sie die Ursachen für eine bestimmte Form von Haarverlust finden? Suchen Sie nach Therapiemöglichkeiten für Ihren Haarverlust? Oder möchten Sie sich über ein bestimmtes Medikament informieren?

Weitere Beispiele:
Grenzen wir die Suche nach *Haarausfall* durch das Wort *androgenetisch* weiter ein, erhalten wir nur noch 2.070 Treffer. Ergänzen wir diese Suche weiter durch den Begriff *Behandlung,* sind es nur 415 Seiten. Und wenn wir nun auch noch nach der Behandlung mit dem Mittel *Regaine* forschen, bleiben noch 28 Ergebnisse übrig. Ein wesentlich überschaubareres Informationsangebot.

Sie sehen also, wie wichtig es ist, sich vor der Internetrecherche über Suchmaschinen darüber im Klaren zu sein, wonach genau man sucht.

Medizinische Suchdienste

Doch auch dann ist nicht jedes Informationsangebot als seriös einzustufen. Es gibt spezielle medizinische Suchdienste im Internet, in denen man gezielt nach medizinischen Themen, Begriffen und Adressen suchen kann.

- www.Arzt.de
  Verzeichnisse ärztlicher Körperschaften (Kassenärztliche Vereinigungen, Landesärztekammern) sowie weiterer ärztlicher Organisationen
- www.Facharztsuche.de
  Service zur bundesweiten Arztsuche
- www.Hautarzt.de
  Deutschlandweite Datenbanksuche nach Hautärzten, Hautkliniken und Kosmetikinstituten finden Sie bei Hautarzt.de
- www.Krankenhaus-Auskunft.de
  Service zur bundesweiten Kliniksuche
- www.MedizinIndex.de
  Medizinischer Suchkatalog, nach Fachkategorien sortiert
- www.Medivista.de
  bietet eine medizinische Stichwortsuche
- www.Medknowledge.de
  Medizinischer Suchkatalog, der eine kategorienorientierte Suche

nach medizinischen Internetseiten für Laien und Fachkreise anbietet. Eine Abfrage-Suchmaschine ist ebenfalls integriert.

- www.dimdi.de
Homepage des Institutes für medizinische Dokumentation und Information bietet unter anderem die Möglichkeit einer kostenfreien Literatur-Recherche in der medizinischen Datenbank »Medline«.

Gesundheitsportale

- www.netdoktor.de
Bei Netdoktor können Sie in der Service-Rubrik »Frage den Arzt« einen Expertenrat einholen und sich darüber hinaus in Diskussionsforen, im Lexikon zu Laborwerten und Untersuchungen informieren
- www.lifeline.de
Lifeline bietet Expertenrat zu vielen medizinischen Themen, Chat- und Diskussionforen, Gesundheitslexika und eine Suchfunktion nach Dienstleistungen aus dem Gesundheitsumfeld.
- www.medizInfo.de
MedizInfo hat ausführliche Informationen zu medizinischen Themen und Erkrankungen zusammengestellt und liefert weitere Services wie z. B. eine Klinikdatenbank
- www.gesundheitspilot.de
Das Portal Gesundheitspilot bietet Informationen zu Erkrankungen, ein Lexikon sowie die Möglichkeit, über die med on net AG eine Zweitmeinung zu Therapieempfehlungen einzuholen.
- www.sanvartis.de
Auf den Seiten von Sanvartis.de (ehemals Gesundheitsscout24.de) finden Sie die Möglichkeit zur Arzt- und Therapeutensuche, einen A-Z Krankheiten-Ratgeber, eine individuelle kostenpflichtige Beratung durch ein Team von Ärzten sowie viele andere Funktionen.
- www.medicine-worldwide.de
Das Gesundheitsportal Medicine-Worldwide bietet Ihnen Informationen zu Krankheiten, Arzt-, Klinik- und Apothekensuche, Diskussionsforen unter fachärztlicher Betreuung und Newsletter.
- www.onmeda.de
Gesundheitsportal mit Lexikon, Arztsuche und Foren.

Informationsseiten Psychologie/Psychotherapie

- www.psychotherapeutenliste.de
  Berufsverband Psychologischer Psychotherapeuten
- www.psychotherapiesuche.de
  Bundesverband der Psychologen

Informationsseiten Dermatologie allgemein

- www.derma.de
  Informationsseiten vom Arbeitskreis »Dermatologie im Internet« der Deutschen Dermatologischen Gesellschaft und des Berufsverbandes der Deutschen Dermatologen
- www.uptoderm.de
  Website des Berufsverbandes der Deutschen Dermatologen e.V.
- www.dermis.net
  Der Dermatologie Online Atlas (DOIA) der dermatologischen Universitätsklinik, FAU Erlangen-Nürnberg, bietet Bilder und Infos zu dermatologischen Erkrankungen
- www.naturkosmetik-deutschland.de
  Bei Naturkosmetik-Deutschland finden Sie hochwertige und kontrollierte Pflege- und Kosmetikprodukte aus natürlichen Rohstoffen von führenden Herstellern, auch für Allergiker (u. a. Logona, Lavera, Weleda, Primavera Life)

Informationsseiten Haare und Haarausfall

- www.haircoaching.de
  Website mit Informationen über alle Formen von Haarausfall, Psyche, Haarersatz und Kosmetik, Tipps und Beratungsangebote
- www.haarerkrankungen.de
  Fachärztliche Seite zu den verschiedenen Haarerkrankungen mit neuesten Forschungsberichten und der Möglichkeit, Fragen an Experten zu stellen
- www.apd.labpro.de
  Seite des Arbeitskreises psychosomatische Dermatologie
- www.meinehaare.de
  Frisörseite mit Informationen zu psychologischen Aspekten

- www.uni-saarland.de/fak5/ronald/hair/mpb.htm
  Website des psychologischen Instituts der Universität Saarbrücken mit psychologischen und kulturellen Aspekten der androgenetischen Alopezie
- www.ehrs.org
  Website der »european hair research society«
- www.alopezie.de
  Informationsseite zu verschiedenen Formen des Haarausfalls

Selbsthilfeorganisationen

- www.nakos.de
  Nationale Kontakt- und Informationsstelle zur Anregung und Unterstützung von Selbsthilfegruppen
- www.alopeciakids.de
  Informationsseite von und für Kinder und Jugendliche mit Haarausfall
- www.your-start.de/html/news.php
  Selbsthilfegruppe kreisrunder Haarausfall Hamburg
- www.alopecia-berlin.de
  Selbsthilfegruppe kreisrunder Haarausfall Berlin
- www.alopeciaareata.at
  Selbsthilfegruppe kreisrunder Haarausfall Österreich
- www.christine-thon.de
  Seite einer Betroffenen
- www.alopeciaareata.com
  Informationsseite der National Alopecia Areata Foundation, San Rafael, Kalifornien (englischsprachig)

Therapieangebote aus dem Internet, bei denen Sie vorsichtig sein sollten

Je bunter die Darstellung, je blumiger die Sprache, umso vorsichtiger sollten Sie bezüglich der vermittelten Inhalte sein. Die meisten Behauptungen von Geschäftemachern sind frei erfunden und entbehren jedes wissenschaftlichen Hintergrundes. Warum dennoch so viele Menschen diesen Scharlatanen Glauben und in den meisten Fällen sehr viel Geld schenken, ist auf einen sehr subtilen Geschäftstrick zurückzuführen.

Wissenschaftliches Halbwissen wird als Grundlage genommen und mit unglaublicher Phantasie weitergesponnen. Philosophische oder religiöse Anschauungen aus allen Teilen der Welt werden einfach in einen anderen Zusammenhang gesetzt, damit man sich beispielsweise auf »Jahrtausende altes Wissen der Chinesen« berufen kann.

Werden die so formulierten Behauptungen dann noch attraktiv bebildert und mit verlockenden Versprechungen garniert, sind Menschen, die dringend Hilfe suchen, nur allzu leichte Beute.

Der Trick mit den Urkunden

Ein weiterer Trick ist die Publikation von Zertifikaten und Urkunden. Beispielsweise wird für ein »Ayurveda Energie Massage-Öl«, das als Mittel gegen Haarausfall beworben wird, ein Zertifikat der Gesellschaft für allergologische Forschung in Münster vorgelegt. Somit erhält die dubiose Behandlungsmethode gleich einen offiziellen Anstrich. Diese Bescheinigung besagt bei genauerem Hinsehen jedoch lediglich, dass bei Verwendung des Massage-Öls keine allergischen oder toxischen Unverträglichkeitsreaktionen auftreten. Über die Wirksamkeit selbst werden keinerlei Aussagen gemacht.

Wenn Sie auf Begriffe stoßen wie *patentiert, Wirkformel, einzigartig, 3-(oder mehr bzw. weniger) Phasen-System, deutsche oder internationale Wissenschaftler, optimierte Formel, Testreihe, von einem anerkannten Institut getestet, mit »sehr gut« getestet, mehr als 80 (oder wie viele auch immer) Wirkstoffe* und so weiter und so fort, ist Vorsicht geboten.

Bei näherem Hinsehen und genauem Lesen stellt sich schnell heraus, dass Herr W., Leiter der in Auftrag gegebenen Studie, Frisörmeister mit einem kleinen, schlecht laufenden Frisörgeschäft in der Eifel ist. Ein Frisör also, der eine Testreihe an nur 26 seiner Kunden durchführte und aufgrund dessen Beobachtungen ein Mittel als besonders empfehlenswert beworben wird.

Die Tatsache, dass »eine Formel patentiert« wurde, sagt zunächst einmal gar nichts über die entsprechende Wirksamkeit aus. Das Patentamt in München sichert dem Erfinder oder Entwickler lediglich die Rechte an seinem Produkt. Eine Patenturkunde ist für Sie als Kunde also völlig uninteressant und dient lediglich dem Zweck, Eindruck zu machen.

Die Aussage, dass das entsprechende Produkt mit »sehr gut getestet« wurde, hilft Ihnen ebenso wenig weiter, solange Sie nicht wissen, von welcher Institution und hinsichtlich welcher Eigenschaften diese Benotung vergeben wurde. Die beiden größten, weitgehend unabhängigen Testeinrichtungen in Deutschland sind die Stiftung Warentest und die Zeitschrift Ökotest. Daneben gibt es Institute, wie die Dermatest GmbH in Münster, ein Institut für medizinische und kosmetische **Auftragsforschung**, bei denen jeder Hersteller die Testung eines seiner Produkte in Auftrag geben kann, das heißt, dafür bezahlt, dass sein Produkt getestet und bewertet wird. Kann man in diesem Fall von einem unabhängigen Institut sprechen?

Grundsätzlich sollten Sie sich immer im Impressum informieren, wer hinter der jeweiligen Homepage steht. Wenn kein solches Impressum vorhanden ist, muss man grundsätzlich zu äußerster Vorsicht raten.

Die Vor- und Nachteile von Foren und Chaträumen im Internet

Foren im Internet existieren erst seit wenigen Jahren und sind daher ein Novum, mit dem wir erst lernen müssen umzugehen. Sie sind nicht in erster Linie als Informationsquelle gedacht, sondern dienen dem – sofern gewünscht – anonymen Austausch von Personen mit demselben Problem, die irgendwo auf dieser Welt an ihrem heimischen Computer sitzen. Zunächst gab es Foren ausschließlich zu privaten Themen. Dann wurde diese weltweite Kommunikationsmöglichkeit auch von Selbsthilfeorganisationen entdeckt, damit Betroffene und Angehörige sich untereinander austauschen können. Es eröffneten sich neue, ungeahnte Möglichkeiten.

Auch zu den verschiedenen Formen von Haarausfall lassen sich im Internet Foren oder Chaträume finden, in denen man mit anderen Betroffenen kommunizieren kann. Gerade bei einem so stark tabuisierten Thema wie dem Haarverlust schätzen viele Internetsurfer die Anonymität dieses Mediums.

Anonyme Kommunikation

Es bietet schnelle Kommunikation zu jeder Tages- und Nachtzeit, auch an Sonn- und Feiertagen. Zeiten also, zu denen man die herkömmlichen Beratungsinstanzen nicht in Anspruch nehmen kann. Denn gerade wenn Alltag und Arbeit nicht von dem Problem Haarausfall ablenken, fallen viele Betroffene in ein depressives Loch. Das Problem wird zum Hauptthema und bestimmt Gefühle und Stimmungen. Das Internet wird so zum letzten Rettungsanker.

Man lernt schnell, dass man nicht allein ist, dass unzählige Menschen unter demselben Problem leiden. Dies alles sind durchaus begrüßenswerte Erscheinungen. Aber solche Foren bergen auch Gefahren, vor allem wenn sie nicht von einem Administrator überwacht werden, der sich regelmäßig die Beiträge anschaut und Unpassendes bzw. Verdächtiges aussortiert.

Die Gruppenzwänge in den Foren

In vielen Alopezieforen hat sich schnell eine feste Gemeinde gebildet. Man kennt sich, wenn auch zunächst nur über den Benutzernamen. Schnell bildet sich ein harter Kern. Und bei genauerem Hinsehen stellt man oft fest, dass nicht selten eine Person zum Leader wird, dessen Autorität von den anderen regelmäßigen Benutzern kritiklos anerkannt wird. Problematisch wird dies dann, wenn der selbsternannte Leader beginnt, seine Position auszunutzen und die anderen Gruppenmitglieder zu manipulieren. Wer damit nicht zufrieden ist und Kritik äußert, wird ausgegrenzt und verliert bald das Interesse, weiter ins Forum zu schauen. So bleibt man unter sich, schürt die eigene Panik und Hysterie vor dem Haarausfall.

In jeder dieser Austauschbörsen seelischer Not finden sich auch die Spinner, die Psychopathen und diejenigen, die nur vorgeben, dasselbe Problem zu haben. Für den Benutzer ist kaum zu ersehen, wer wirklich hinter dem jeweiligen Namen steckt. Auch wenn Profile für die Benutzer des Forums hinterlegt und einsehbar sind, bedeutet dies noch lange nicht, dass die dort gemachten Angaben den Tatsachen entsprechen.

So kommt es nicht selten vor, dass neu Erkrankte beim ersten Kontakt mit einem solchen Forum zunächst einen Schock erleben. Unkontrolliert werden sie mit allen möglichen Aussagen, Meinungen und Perspektiven zum Krankheitsverlauf konfrontiert. Wenn Sie also zum ersten Mal in Ihrem Leben Haarausfall bekommen und nach soliden Informationen im Internet suchen, sollten Sie solchen zweifelhaften Alopezie-Foren besser fern bleiben.

Anhang

Kleines Lexikon rund um das Thema Haarausfall

Mal ehrlich, wie oft haben Sie schon Ihrem Arzt gegenübergesessen, einen schlauen, wissenden Blick aufgesetzt und dennoch kein Wort verstanden? Die folgende Liste soll Menschen mit Haarproblemen helfen, Ärzte besser zu verstehen. Dabei erhebt die Autorin keinen Anspruch auf Vollständigkeit der Fachausdrücke.

Bulbus pili
Haarzwiebel

Anagenphase
Wachstumsphase des Haares

Anamnese
Vorgeschichte einer Krankheit nach Angaben des Patienten

Androgen
männliches Geschlechtshormon

Antiphlogistika
Medikamente, die gegen Entzündungen wirken

Atrophie
Schrumpfung, z. B. von Gewebe, Zellen

atrophisierend
schrumpfend

Biopsie
Untersuchung von Gewebe, das am lebenden Menschen entnommen wurde

Cutis
die äußere Haut

Dermatologie
Lehre von den Hauterkrankungen

Effluvium
Haarausfall, der das normale Maß übersteigt

Ekzem
Hautkrankheit, die mit Entzündung, Juckreiz, Bläschenbildung einhergeht

Epidermis
Oberhaut, sitzt direkt unter der Cutis

epilieren
auszupfen

Gestagene
weibliche Geschlechtshormone, die der Vorbereitung und Erhaltung der Schwangerschaft dienen

Haarfollikel
Vertiefung in der Lederhaut, in der sich die Haarwurzel befindet

Haarpapille
reich an Blutgefäßen und Nerven, gehört zum Bindegewebe, bleibt beim Ausreißen eines Haares erhalten

HLA-Antigene
Antigene, die als Zeichen der Erblichkeit genutzt werden. Man entdeckte sie erstmalig an Leukozyten

Immuntherapie
Behandlungsmethode, bei der das Immunsystem beeinflusst wird

Implantation Kunsthaar
Einpflanzung von künstlichem Haar

Indikation
Heilanzeige für Medikamente

Induktion
vom Einzelfall auf allgemeine Gesetzmäßigkeit schließen (wissenschaftliche Methode)

Kapillaren
Blutgefäße, die für den Stoffwechsel sorgen

Katagenphase
Übergangsphase des Haares zwischen Wachstum und Ausfall

Kortikosteroide
Arzneimittel, die dem Kortison ähnlich sind und Entzündungen unterdrücken

Kortison
ein Hormon, das in der Nebennierenrinde gebildet wird; wirkt gegen Entzündungen

Lanugohaar
weiche, farblose, marklose Flaumhaare, die fast den ganzen Körper bedecken

Noxe
bedeutet Schaden, d. h. die Ursache, die eine schädigende Wirkung ausübt

Östrogene
weibliche Geschlechtshormone, die der Ausbildung und Funktion der Geschlechtsorgane und -merkmale dienen

Phototherapie
Behandlung mit Licht

PUVA
Psoralen UVA (Licht) enthält einen Lichtsensibilisator, der z. B. auch in Petersilie vorkommt

Rezeptor
Nerv, Organ im Körper, das Reize aufnimmt

systemisch
beispielsweise »systemische Therapie«, wirkt auf oder betrifft ein Organsystem oder mehrere Organe in gleicher Weise

Telogenphase
Ausfallphase des Haares

Terminalhaar
das endgültige Haar, das wir im Erwachsenenalter besitzen

Testosteron
wichtigstes männliches Geschlechtshormon; ein Abbauprodukt von Testosteron ist Dihydrotestosteron, das bei der Entstehung des anlagebedingten Haarausfalls eine wichtige Rolle spielt

T-Helferzellen
Lymphozyten, die von der Thymusdrüse aus gesteuert werden und die Immunreaktion verstärken

topisch
hier: äußerliche Anwendung eines Medikaments

Transplantation
Verpflanzung von eigenem Haar an eine andere Stelle

Trichogramm
Haarwurzelstatus

TrichoScan
Haarwurzelstatus mithilfe des
Computers

T-Suppressorzellen
Lymphozyten, die die Immunreaktion bremsen

Vellushaar
Wollhaar auf dem Kopf, das ca.
sechs Monate nach der Geburt
auftritt

Vitiligo
Weißfleckenkrankheit

zytostatisch
die Vermehrung/Teilung einer
Zelle hemmend

Wichtige Adressen bei Haarausfall

Psyche

**Berufsverband Deutscher Psycholo-
ginnen und Psychologen e.V. (BDP)**
Glinkastraße 5, 10117 Berlin
Tel.: 0 30-20 91 49 0
Internet: www.bdp-verband.org
Email: info@bdp-verband.org

www.psychologie.de
Seriöses Portal mit Foren, Links,
Terminen und vielem mehr inklusi-
ve Branchenbuch deutscher Psychologen und Datenbank mit über
1900 Beratungsstellen

**Föderation der Schweizer
Psychologinnen und Psychologen**
Choisystr. 11, Postfach,
CH-3000 Bern 14
Tel.: +41 (0) 31-3 88 88 00
Fax: +41 (0) 31-3 88 88 01
Email: fsp@psychologie.ch
Internet: www.psychologie.ch

**Berufsverband Österreichischer
Psychologinnen und Psychologen**
Möllwaldplatz 4/4/39, A-1040 Wien
Tel.: +43 (0) 14 07 26 71-0
Internet www.boep.or.at

**Deutsche Gesellschaft für
Verhaltenstherapie (DGVT)**
Neckarhalde 55, 72070 Tübingen
Tel.: 0 70 71-94 34 94

Fax: 0 70 71/94 34 35
Email: dgvt@dgvt.de
Internet: www.dgvt.de

**Gesellschaft für wissenschaftliche
Gesprächspsychotherapie (GwG) e.V.
Fachverband für Psychotherapie
und Beratung**
Melatengürtel 125a, 50825 Köln
Tel.: 02 21-92 59 08-0
Fax: 02 21-25 12 76
Email: gwg@gwg-ev.org
Internet: www.gwg-ev.org

**Fritz Perls Institut für Integrative
Therapie, Gestalttherapie und
Kreativitätsförderung (FPI) gGmbH**
Achenbachstraße 40,
40237 Düsseldorf
Tel.: 02 11/62 22 55
Fax: 02 11/61 48 51
Email: info@fritz-perls-institut.de
Internet: www.fritz-perls-institut.de

Medizin

**Bundesärztekammer
Arbeitsgemeinschaft
der deutschen Ärztekammern**
Herbert-Lewin-Platz 1, 10623 Berlin
Tel.: 0 30-40 04 56-0
Fax: 0 30-40 04 56-3 88

Internet:
www.bundesaerztekammer.de

**Berufsverband der Deutschen
Dermatologen e.V.
Informationsplattform für Hautärzte
und Patienten**
www.derminform.de

**Deutsche Dermatologische
Gesellschaft (DDG)**
www.derma.de

www.haarerkrankungen.de
fachärztliche Seite zu den verschiedenen Haarerkrankungen mit
neuesten Forschungsberichten
und der Möglichkeit, Fragen an
Experten zu stellen

**Arzt-Auskunft
Service der gemeinnützigen Stiftung
Gesundheit**
www.arzt-auskunft.de

**Bund Klassischer Homöopathen
Deutschlands e.V. (BKHD)**
Vogelbeerenweg 4,
85551 Kirchheim
Tel.: 0 89-9 03 23 84
Fax: 0 89-9 04 48 31
Email: info@bkhd.de
Internet: www.bkhd.de

Recht

**Verbraucherzentrale Bundesverband
e.V. (vzbv)**
Markgrafenstraße 66, 10969 Berlin
Tel.: 0 30-25 80 0-0
Fax: 0 30-25 80 0-2 18
Email: info@vzbv.de
Internet: www.vzbv.de

**Bundesarbeitsgemeinschaft
der PatientInnen-Stellen
Gesundheitsladen München e.V.**
Auenstraße 31, 80469 München
Tel.: 0 89-76 75 51 31

Telefax: 0 89-7 25 04 74
Email: mail@bagp.de
Internet: www.patientenstellen.de

**Stiftung Gesundheit
Gemeinnützige rechtsfähige Stiftung
bürgerlichen Rechts**
Behringstraße 28 a,
22765 Hamburg
Tel.: 0 40-80 90 87-0
Fax: 0 40-80 90 87-5 55
Email: sg@arztmail.de
Internet:
www.stiftung-gesundheit.de

Deutsche Anwaltsauskunft
Tel.: 0 18 05-18 18 05
Internet: www.anwaltsauskunft.de

Selbsthilfe

JENNY LATZ HAIRCOACHING®
Postfach 100810
47708 Krefeld
Telefonberatung: 0 900-1-110 109
Internet: www.haircoaching.de
Informationen zu allen Formen von
Haarausfall, Psyche, Haarersatz und
Kosmetik, Tipps und Beratungsan-
gebote

**Nationale Kontakt- und Informations-
stelle zur Anregung und Unterstüt-
zung von Selbsthilfegruppen (NAKOS)**
Wilmersdorfer Str. 39, 10627 Berlin
Tel.: 0 30-31 01 89 60
Fax: 0 30-31 01 89 70
Email: selbsthilfe@nakos.de
Internet: www.nakos.de

Infostelle Trichotillomanie
Antonia Peters
Papenstr. 63 b, 22089 Hamburg
Tel.: 0 40-2 00 61 39
Mo, Di, Mi von 10–12 Uhr
Montag abends von 18–22 Uhr und
nach Vereinbarung
Email: TrichoHH@t-online.de
Internet: www.trichotillomanie.de

PCOS Selbsthilfe Deutschland e.V.
Postfach 120221
45312 Essen
Tel.: 07 00 72 67 83 73
Email: verein@pcos-selbsthilfe.org
Internet: www.pcos-selbsthilfe.org

Haarersatz

Verband Deutscher Haarchirurgen e.V.
Bleibtreustraße 12a, 10623 Berlin
Tel.: 0 30-88 55 16 16
Fax: 0 30-8 85 10 29
Internet: www.verband-deutscher-haarchirurgen.de

Bundesverband der Zweithaar-Einzelhändler und zertifizierter Zweithaarpraxen e.V. (BVZ)
Am Steinbach 8
72459 Albstadt-Laufen
Tel.: 07 00 00 00 22 26
Fax: 0 74 35-91 01 56
Email: mail@bvz-info.de
Internet: www.bvz-info.de

Haarausfall und Krebs

Aktiv gegen Krebs GmbH (AGK)
Scheidtweilerstr. 63–65, 50933 Köln
Tel.: 02 21-9 40 28 11
Fax: 02 21-94 05 82 22
Email: info@aktiv-gegen-krebs.de
Internet: www.aktiv-gegen-krebs.de
kostenlose Veranstaltung von Seminaren für Krebskranke

www.inkanet.de
Informationsnetz für Krebspatienten und ihre Angehörigen will motivieren, sich eigenständig über die Krankheit und die entsprechenden Beratungsangebote zu informieren, um damit die Selbstheilungskräfte der Patienten zu unterstützen

Solidarpakt der Frisöre für Krebspatienten SPFfK
Tel.: 01 80-5 00 82 20

Email: info@spffk.de
Internet: www.spffk.de

Dermatologen und Dermatologische Kliniken Haarausfall

PLZ 0
Hautklinik und Immunologisches Zentrum des Städt. Klinikums Dessau
Prof. Dr. Christos C. Zouboulis,
Chefarzt Hautklinik u. Immunolog.
Zentrum
Auenweg 38, 06847 Dessau
Tel.: 03 40-5 01 40 00
Fax: 03 40-5 01 40 25
Internet: www.klinikum-dessau.de
Haarsprechstunde

Klinik für Hautkrankheiten und Allergologie Gera
Priv. Doz. Dr. med. habil.
Jochen Meyer, Chefarzt der Abt.
Dermatologie Allgemein
Loreystraße 6, 07546 Gera
Tel.: 03 65-8 28 77 71
Fax: 03 65-8 28 77 02
Haarsprechstunde

Universitäts-Hautklinik Jena
Prof. Dr. Peter Elsner
Erfurter Str. 35, 07743 Jena
Tel.: 0 36 41-93 73 22
Fax: 0 36 41-93 74 30
Internet: www.derma.uni-jena.de
Haarsprechstunde

Prof. Dr. med. habil. Burkhard Knopf Klinik für Hautkrankheiten u. Allergologie Städt. Klinikum Zwickau
Karl-Kail-Str. 35, 08060 Zwickau
Tel.: 03 75-51 26 05
Fax: 03 75-51 15 07

PLZ 1
Dr. med. Dipl.-Ing. Johann Sperl Ärztehaus Friedrichshain
Matthiasstr. 7, 10249 Berlin
Tel.: 0 30-42 10 85 90

Fax: 0 30-42 10 85 91
Haarsprechstunde

Dr. med. Dietmar Färber
Neumeisterstr. 1/Ecke Schönwalder
Straße, 13585 Berlin
Tel.: 0 30-3 35 19 24
Fax: 0 30-3 35 21 85
Internet: www.dr-dietmar-
faerber.de
Haarsprechstunde

Dr. med. Sabine Schultz
Albert-Tanneur-Str. 32
14974 Ludwigsfelde
Tel.: 0 33 78-80 36 80
Fax: 0 33 78-80 43 36
Internet:
www.hautarzt-ludwigsfelde.de

Dipl.-med. Sigrid Blisse
Hautärztin/Allergologin/
Dermatologische Lasertherapie/
Med.-Kosm. Kosmetologie
Johannes-R.-Becher-Str. 24
15711 Königs Wusterhausen
Tel.: 0 33 75-87 20 86
Fax: 0 33 75-87 20 84
Internet: www.doc-blisse.de
Haarsprechstunde

PLZ 2
Universitätskrankenhaus Eppendorf
Hautklinik, Poliklinik
Martinistr. 52, 20251 Hamburg
Tel.: 0 40-4 28 03-27 00/50 95
Privatambulanz: 0 40-4 28 03-36 30
Fax: 0 40-4 28 03-67 44
Internet: www.uke.uni-hamburg.de
Haasprechstunde

Gemeinschaftspraxis
Dr. med. Frank-Matthias Schaart/
Dr. med. Kirsten C. Wiese
Poststr. 2/Ecke Neuer Wall
20354 Hamburg-Zentrum
Tel.: 0 40-3 58 90 30
Fax: 0 40-3 58 90 31

Internet:
www.hautpraxis-hamburg.de und
www.msc-hamburg.de
Haarsprechstunde

Dr. med. Corinna Peter
Wandsbeker Marktstr. 48–50
22041 Hamburg
Tel.: 0 40-6 52 35 51
Fax: 0 40-68 30 52
Internet: www.mein-hautarzt.de
Haarsprechstunde

Dr. med. Thomas P.A. Moller
Allergologie, Naturheilverfahren,
Amublante Operationen
Friedrich-Ebert-Str. 26
28199 Bremen
Tel.: 04 21-5 36 06 96
Fax: 04 21-5 36 06 97

Hautarztpraxis Dr. med.
Uwe Schwichtenberg/Dr. Jens Meyer
Kaffeestr. 2
28799 Bremen-Blumenthal
Tel.: 04 21-60 10 66
Fax: 04 21-6 00 71 39
Internet: www.dr-schwichtenberg.de
Haarsprechstunde

PLZ 3
Dr. Jörg Kronitz
Hautarzt – Allergologe –
Umweltmediziner
Bahnhofstr. 19, 34212 Melsungen
Tel.: 0 56 61-5 23 14

Marion Strube
Fachärztin für Dermatologie
und Venerologie, Allergologie,
Psychotherapie, Shiatsu
Kurze Geismar Str. 10
37073 Göttingen
Tel.: 05 51-48 44 99
Fax: 0 55 04-88 60
Haarsprechstunde

**Klinik für Dermatologie u. Venerologie
der Otto-v.-Guericke-Universität**
Prof. Dr. med. Harald Gollnick,
Direktor
Leipziger Str. 44, 39120 Magdeburg
Tel.: 03 91-6 71 52 49
Fax: 03 91-6 71 52 35
Internet: www.uni-magdeburg.de
Haarsprechstunde

PLZ 4
Dr. med. Rolf Ostendorf
Hautarzt
Bismarckstr. 106
41061 Mönchengladbach
Tel.: 0 21 61-18 24 75
Fax: 0 21 61-18 24 76
Internet: www.dr-med-ostendorf.de
Haarsprechstunde

Dr. med. Maria Appelhans-Poggemann
Marktstr. 186, 47798 Krefeld
Tel.: 0 21 51-77 03 03
Fax: 0 21 51-77 02 03

PLZ 5
PD Dr. med. Gerhard A. Lutz
Institut Hair & Nail Cosmetics
Kronenweg 84, 50389 Wesseling
Tel.: 0 22 36-84 13 15
Fax: 0 22 36-84 13 33
Internet: www.hair-nail.de
Haarsprechstunde

Prof. Dr. Rudolf E. Schopf
Univ.-Hautklinik
55101 Mainz
Tel.: 0 61 31-17 71 08
Fax: 0 61 31-17 66 14

PLZ 6
Dr. med. Klaus Krumrey
**Hautarzt, Allergologie, Phlebologie,
Umweltmedizin**
Hauptstr. 11, 66953 Pirmasens
Tel.: 0 63 31-4 24 01
Fax: 0 63 31-4 24 05

PLZ 7
Dr. med. Bernd Salzer
Lohtorstr. 17–19, 74072 Heilbronn
Tel.: 0 71 31-8 03 01
Fax: 0 71 31-96 26 11
Internet: www.dr-salzer.de
Haarsprechstunde

Prof. Dr. med. Rolf Hoffmann
Praxis für Dermatologie
Kaiser-Joseph-Str. 262
79098 Freiburg
Tel.: 07 61-3 83 74 00
Fax: 07 61-3 83 74 01
Internet: www.dermaticum.de
Haarsprechstunde

PLZ 8
Prof. Dr. med. Hans Wolff
**Ludwig-Maximilians-Universität
München, Dermatologische Klinik
und Poliklinik**
Frauenlobstr. 9–11, 80337 München
Tel.: 0 89-51 60-63 41
Haarsprechstunde

Dr. med. Sabine Zenker
**Fachärztin für Hautkrankheiten/
Ästhetische Dermatologie**
Maximilianstr. 32, 80539 München
Tel.: 0 89-55 27 69-0
Fax: 0 89-55 27 69-11
Internet: www.dr-zenker.de
Haarsprechstunde

Dr. med. Stefan Emme
Hautarzt/Allergologie
Dr.-Henkel-Str. 2, 85435 Erding
Tel.: 0 81 22-90 36 52
Fax: 0 81 22-90 36 50
Internet: www.dr-emme.de

Dr. Elke Hourieh Zaza
Hautärztin
Kottener Str. 82, 87435 Kempten
Tel.: 08 31-2 32 96
Fax: 08 31-20 23 81
Haarsprechstunde

Dr. med. Madeleine Schunter
Leibnizstr. 5, 88471 Laupheim
Tel.: 0 73 92-1 00 01
Fax: 0 73 92-1 00 03
Internet: www.schunter.de

**Drs. Kress-Egner/Glaessl/
Wimmershoff
Hautarztpraxis Hafenbad**
Hafenbad 33, 89073 Ulm
Tel.: 07 31-6 90 33
Fax: 07 31-6 90 32
Internet: www.praxishafenbad.de

PLZ 9
**Prof. Dr. med. Eberhard Paul FRCP
(Glasg.)
Hautklinikum Nürnberg**
Prof.-Ernst-Nathan-Str. 1
90340 Nürnberg
Tel.: 09 11-3 98-24 60/-24 62
Fax: 09 11-3 98-27 61
Internet: www.professor-paul.de
Haarsprechstunde

Dr. med. Barbara Steen-Schuberth
Schwabacher Str. 155, 90763 Fürth
Tel.: 09 11-71 99 56
Fax: 09 11-71 27 04
Haarsprechstunde

Prof. Dr. med. F. Kiesewetter
Dermatologische Univ.-Klinik
Hartmannstr. 14, 91052 Erlangen
Tel.: 0 91 31-85-3 31 65
Fax: 0 91 31-85-3 27 86
Internet: www.hautklinik.klinikum.
uni-erlangen.de
Haarsprechstunde

Belgien
**Dr. Hugo Boonen
Hautarzt – Allergologe – Badearzt**
Laarsveld 21, B-2440 Geel/Belgien
Tel.: 00 32-14-59 19 18
Fax: 00 32-14-59 17 96

Österreich
**Dr. med. Anna Maria Convalexius
Dermatologin**
Endresstr. 125, A-1230 Wien-Mauer
Tel.: 00 43-01-8 89 23 19
Fax: 00 43-01-8 89 23 19 50
Internet: www.med.at/convalexius
Haarsprechstunde

Schweiz
**Dr. med Ruedi Flückiger
Dermatologe + Venerologe,
Villa Hirzbrunnen**
Hirzbrunnenstr. 58, CH-4058 Basel
Tel.: 00 41-6-6 93 30 10
Fax: 00 41-6-6 93 30 12

**Prof. Dr. med. Ralph Michel Trüeb
Universitätsspital Zürich,
Dermatologische Klinik**
Gloriastr. 31, CH-8091 Zürich
Tel.: 00 41-1-2 55 30 79
Fax: 00 41-1-2 55 44 31
Internet: www.usz.unizh.ch/derma
Haarsprechstunde

Psychologen Haarausfall
**Dr. Dipl.-Psych. K. Seikowski
Univ.-Hautklinik**
Liebigstr. 21, 04103 Leipzig
Tel.: 03 41-9 71 86 42
Fax: 03 41-9 71 86 49
Internet:
www.uni-leipzig.de/~derma/seiko

**Prof. Dr. Uwe Gieler
Hautarzt, Arzt für Psychosomatische
Medizin
Zentrum für psychosomatische
Medizin**
Ludwigstr. 76, 35392 Gießen
Tel.: 06 41-99-4 56 51
Fax: 06 41-99-4 56 59
Internet: www.med.uni-giessen.de/
psychosomatik/konsil

Dr. Christina Detig-Kohler
Psychotherapie/Psychoanalyse
Ubstadter Str. 30,
76698 Ubstadt-Weiher
Tel.: 0 72 51-6 89 51
Fax: 0 72 51-6 89 51

PD Dr. Ekkehard W. Jecht
Facharzt für Psychosomatische
Medizin, Facharzt für Hautkrankheiten
Tannenbergstr. 29, 90411 Nürnberg
Tel.: 09 11-52 02 30
Fax: 09 11-5 20 23 24

Schweiz
Dipl.-Psych. Pavel Prochazka
Tobelmühlestr. 2
CH-7270 Davos-Platz
Tel.: 00 41-81-4 14 76 55
Internet:
www.alexanderhausklinik.ch

Literatur

Braun-Falco, O., Plewig, G., H.H. Wolff. Dermatologie und Venerologie. 3. neubearbeitete Auflage. Berlin, Heidelberg, New York, Tokyo 1984

British Journal of Dermatology. Correspondance. Is topical tacrolimus effective in alopecia areata universalis? 2002; 147: 1020–1046

British Journal of Dermatology. T.F. Cash. Department of Psychology. Old Dominion University. Norfolk. VA. USA. The psychosocial consequences of androgenetic alopecia: a review of the research literature. 1999; 141: 398–405

Christin Stranz. Die Bedeutung von Haarausfall für Mädchen und junge Frauen. Diplomarbeit im Studiengang Sozialarbeit der Fachhochschule Frankfurt am Main, Abgabedatum: April 2003

Current Pharmaceutical Design. P. Freischmidt-Paul, R. Hoffmann, E. Levin, J.P. Sundberg, R. Happle, K.J. McElwee. Current and Potential Agents for the Treatment of Alopecia Areata. 2001; 7: 213–230

DERMAforum, Nr. 5 Spezial: „Haare", Der nackte Affe und sein Haar. Mai 2004

Dermatology-Psychosomatics. E. Andreoli, A. Mozetta, A. Provini, M.G. Cacciaguerra, M. Paradisi, P.G. Foglio Bonda. Types of Stress within Child Alopecia. 2002; 3

Dermatology-Psychosomatics. S. Ruiz-Doblado, M.B. Estepa-Zabala, M.R. Garcia-Solier, M.J. Garcia-Hernandez. Alopecia Areata and Psychiatric Disorders: An Association Often Overlooked and Left Untreated. 2004; 5: 167–171

Detig-Kohler, Christina. Hautnah. Im psychoanalytischen Dialog mit Hautkranken. Bilbliothek der Psychoanalyse. Psychosozial-Verlag. 2002

Ebers, G., Papyros Ebers. Das hermetische Buch über die Arzneimittel der alten Ägypter in heratischer Schrift. Leipzig, Bd. 1, 1875 aus: Lutz, G. Geschichte, Klinik, Pathogenese und Therapie der Alopecia areata, Habilitationsschrift, Bonn 1990

Eur J Dermatology. (Übersetzung). David A. Whiting, Elise A. Olsen, Ronald Savin, Lee Halper, Anthony Rodgers, Lixia Wang, Carolynn Hustad, Joanne Palmisano für die Studiengruppe Erblich bedingter Männlicher Haarausfall. Wirksamkeit und Verträglichkeit von Finasterid 1mg bei Männern mit erblich bedingtem männlichem Haarausfall im Alter von 41 bis 60 Jahren. 2003, 13; 150–60

Eur J Dermatology. (Übersetzung). Dow B. Stough, Naveen A. Rao, Keith D. Kaufman, Coleen Mitchell. Finasterid vermindert den Haarausfall bei Männern (androgenetische Alopezie) in einer randomisierten Studie bei eineiigen Zwillingen. 2002, 12; 32–37

Eur J Dermatology. (Übersetzung). Merck Research Laboratories, New Jersey, Langjährige (5 Jahre), in mehreren Ländern durchgeführte Studie über Finasterid 1mg bei der Behandlung von Männern mit androgenetischer Alopezie. 2002, 12; 38–49

Fachinformationen der Firma Fujisawa zu Deflatop und Protopic

Forbriger, Anja. Krebs. So finden Sie Hilfe im Internet. 2002 Trias Verlag in MVS Medizinverlage Stuttgart GmbH & Co. KG

Füller, Ingrid, Bastian, Till. Wie behandle ich meinen Arzt? Ein Leitfaden für mündige Patienten. 1. Auflage 2002, Kiepenheuer & Witsch, Köln

Geue, Bernhard. Wie ich mir das Leben zur Hölle mache. Und andere erfolgreiche Strategien, sich selbst zu schaden. Kreuz Verlag Stuttgart 1999

Happle, Rudolf (Hrsg.). Neue Erkenntnisse bei Haarwuchsstörungen. Oberstebrink Verlag GmbH

J American Academy of Dermatology. Steven Kossard, FACD, May-Sen Lee, MBBS, Barbara Wilkinson, MSc, Sydney, Australia. Postmenopausal frontal fibrosing alopecia: A frontal variant of lichen planopilaris. 1997; 36:59–66

Kishon, Ephraim. Alle Satiren. 3. Auflage. Langen Müller, München 2004

Klinische Dokumentation und Erfahrungsberichte. Unterlagen der Firma Thymuskin Cosmetic. Mannheim.

Koch, René. Camouflage. Make-up für die Seele. 3. überarbeitete und erweiterte Auflage, Verlag Gesundheit 2001

Lutz, G. Geschichte, Klinik, Pathogenese und Therapie der Alopecia areata, Habilitationsschrift, Bonn 1990

Matzat, Jürgen. Die Selbsthilfe-Bewegung im Gesundheitswesen. Artikel Seite 129 ff. Neue Soziale Bewegungen. Forschungsjournal – Sonderdruck. Jg. 14, Heft 1, 2001

McCall, Timothy B. M.D. Examining your Doctor: A Patient's Guide to Avoiding Harmful Medical Care. Article from www.drmccall.com

Pruckner, Hans-Jörg, Bachinger, Gerald, Berthold, Monika. Machen Sie sich frei… Die besten Tipps für den Arztbesuch. Verlagshaus der Ärzte, 1. Auflage. Wien, 2003

Pütz, Jean; Norten, Ellen; Pohl, Monika. Rund ums Haar. Schöner, voller, mehr. Hobbythek. vgs verlagsgesellschaft Köln, 1. Auflage 1999

Schell, Hermann. Erkrankungen der Haare. Leitfaden zur rationellen Diagnostik und Therapie. Stuttgart, Berlin, Köln 1997

Seikowski, Kurt. Haut und Psyche. Medizinisch-psychologische Problemfelder in der Dermatologie. Westdeutscher Verlag, Opladen/ Wiesbaden 1999

Trüeb, Ralph M., Lier, Doris. Hauptsache Haar. Das Haar im Spiegel von Medizin und Psychologie. Rüffer & Rub Sachbuchverlag. Zürich 2002

Wolff, Hans und Kunte, Christian. Diagnostik und Therapie von Haarerkrankungen. Uni-Med Verlag 1999

Zellhorst, Kerstin, Trichotillomanie – Symptomatik, Klassifikation und verhaltenstheoretische Bedingungsmodelle. Diplomarbeit im Fachbereich Psychologie, Universität Osnabrück, März 2000

Stichwortverzeichnis

A

Akupunktur 78 f, 81
Allergien 29
Allergietest 28 f
Alopezie
– Alopecia areata 9, 44, 47 f, 74
– androgenetische 39, 42 f, 48,
50, 70 f, 90, 126
– diffuse 48, 55
– narbige 39, 43, 49 f, 64
Amalgam 48
Aminexil 65, 70
Anagenphase 22, 162
siehe Wachstumsphase
Androgene 35, 42
Antischuppenshampoo 26 f
Arztbesuch 53, 55 f, 151
Aufklärungspflicht 61
Augenbrauen 11, 13, 21, 50, 117 ff,
122, 126 f
Ausrufezeichenhaare 46

B

Bedeutung von Haaren
– symbolische 11
– biologische 11
Bestrahlung 76 f, 122, 124 f
Biopsie 64, 162
Biotin 24
Blutuntersuchungen 64, 78, 87
Bonding 104, 106
Buff 114
Bürsten 23, 31 f, 34 f, 38, 56, 61,
119, 123

C

Chemotherapie 48, 80, 98, 100,
108, 115, 120 ff, 126

D

Dauerwelle 29, 31, 33, 37, 51, 55,
70, 122
DCP siehe Diphencyprone
Dermatologe siehe Hautarzt
Diagnose 9, 27, 38, 40, 48, 51 f,
54, 56, 58 f, 61, 63, 79, 87, 126
Dihydrotestosteron 67 f, 160
Diphencyprone 77 f
Doppelblindstudien 64

E

Ekzem 76, 159
Enthaarungsmittel 13
Ergrauen 13, 36
Erotik 14 f
Erscheinungsbild, äußeres 17,
38, 99

F

Färben 20, 28, 33, 36, 51, 101
Finasterid 67 f, 71
Follikel siehe Haarfollikel
Frisör 15 f, 29 f, 35, 41, 53, 93,
102, 110, 139, 156
Frisur 12, 17, 30, 35, 37, 100, 102 f

G

Geheimratsecken 35, 93
genetisch 11, 16, 20, 39 ff, 46, 64,
69, 82, 90
Geschäftemacher
siehe Scharlatane
Gesicht 9, 16, 103, 110, 115, 118 ff,
130, 136, 146 f
Glatze 7, 17, 23, 45, 50, 65, 68,
84, 90, 126, 129 f, 136
Oberkopfglatze 93
Stirnglatze 35, 42, 50, 93

Glatzenbildung 7, 11, 15, 41 f, 51,
68, 85, 91, 93, 142
Glatzenträger 129, 131, 136

H

Haar
– Dichte 16, 19, 48, 62, 79, 84,
122
– dünnes 35
– Durchmesser 19
– fettiges 27, 34 f
– graues 36, 85
– Wachstum 19, 22, 38, 41, 44 f,
49, 62, 69, 73, 81, 120, 159 f
Haarbalg 20
Haarlänge 22, 95
Haartypen 21
– normales 28
– trockenes 34, 35
Haaranalyse 85 f
Haaraufrichtemuskel 20 f
Haarbildung 21
Haarersatz 9, 94 f, 98 f, 101 f, 104,
106 ff, 124, 126 f, 154
Haarfarbe 20 f, 28 f, 36, 86, 100,
103, 108, 122, 133
Haarfarbung siehe Färben
Haarfollikel 19 ff, 39 ff, 45, 48,
62 f, 66, 69, 159
Haarintegrationen 35, 94, 97
Haarkunst 15
Haarkur 24, 27, 70, 74 f, 80
Haarmark 21
Haarmascara 30
Haaropfer 12
Haarpapille 19, 159
Haarpflege 24, 26, 30 f, 37, 141
Haarpflegeprodukte 24 f, 66, 70
Haarschaft 19, 23, 26, 38, 40
Haarshampoos siehe Shampoo

Bildnachweis:

Umschlagfoto vorne: Corbis
Umschlagfoto hinten: Jenny Latz
Fotos im Buch:
Baumann: 91; Bellargo: 97, 101; Bergmann: 104, 108, 110; Ebenhoch, Siggi: 106; gfh: 105, 110; Gisela Mayer: 98, 99, 107, 114, 117; Prof. Dr. Hoffmann: 63; Koch, René: 124; Latz, Jenny: 115, 116, 118; Long-Time-Liner GmbH: 121; Mathis Medical Marketing: 96; Medicalpicture/Kage: 19, 32; Modess Haarmoden: 103; MSD Sharp & Dohme: 68, 69; Niesters, Ralf: 151; PermanentLine Schneider Kosmetik: 116; Pfizer Consumer Healthcare: 66, 71; Rüffer & Rub Sachbuchverlag: 45, 49, 62, 79; Santschi, Franziska: 14; von Solodkoff, Christiane und Dr. Michael: 20, 22 41; Thieme Verlagsgruppe: 44; Thymuskin Cosmetic, Klett-Loch: 77; Uni-Med Verlag: 43

Für alle Bilder wurden die Nutzungsrechte angefragt. Sollte ein Rechteinhaber übergangen worden sein, bezahlt der Verlag auf Nachweis das übliche Honorar.

*Bibliografische Information
der Deutschen Nationalbibliothek*
Die Deutsche Nationalbibliothek verzeichnet diese Publikation in der Deutschen
Nationalbibliografie; detaillierte bibliografische Daten sind im Internet über
http://dnb.d-nb.de abrufbar

Leseservice:

Wenn Sie Fragen oder Anregungen zu diesem Buch haben, schreiben Sie uns:
TRIAS Verlag
Postfach 30 05 04
70445 Stuttgart
Oder besuchen Sie uns im Internet:
www.trias-gesundheit.de

Umschlaggestaltung:
Cyclus · Visuelle Kommunikation, Stuttgart

Programmplanung: Thomas Kleeberg

Lektorat: Reem Abdul-Wahab

Bildnachweis:
siehe Seite 179

Wichtiger Hinweis:
Wie jede Wissenschaft ist die Medizin ständigen Entwicklungen unterworfen. Forschung und klinische Erfahrung erweitern
unsere Erkenntnisse, insbesondere was Behandlung und medikamentöse Therapie an-
belangt. Soweit in diesem Werk eine Dosierung oder eine Applikation erwähnt wird,
darf der Leser zwar darauf vertrauen, dass
Autoren und Verlag große Sorgfalt darauf
verwandt haben, dass diese Angabe **dem
Wissensstand bei Fertigstellung des Werkes** entspricht.
Für Angaben über Dosierungsanweisungen
und Applikationsformen kann vom Verlag
jedoch keine Gewähr übernommen werden.
Jeder Benutzer ist angehalten, durch sorgfältige Prüfung der Beipackzettel der verwendeten Präparate und gegebenenfalls
nach Konsultation eines Spezialisten fest-
zustellen, ob die dort gegebene Empfehlung für Dosierungen oder die Beachtung
von Kontraindikationen gegenüber der Angabe in diesem Buch abweicht. Eine solche
Prüfung ist besonders wichtig bei selten
verwendeten Präparaten oder solchen, die
neu auf den Markt gebracht worden sind.
**Jede Dosierung oder Applikation erfolgt
auf eigene Gefahr des Benutzers.** Autoren
und Verlag appellieren an jeden Benutzer,
ihm etwa auffallende Ungenauigkeiten mit-
zuteilen.

Gedruckt auf chlorfrei gebleichtem Papier

© 2007 TRIAS Verlag in MVS
Medizinverlage Stuttgart GmbH & Co. KG
Oswald-Hesse-Str. 50
70469 Stuttgart
Printed in Germany
Satz: Fotosatz H. Buck, Kumhausen
Druck: Westermann Druck
Zwickau GmbH

ISBN 978-3-8304-3410-0   1 2 3 4 5 6

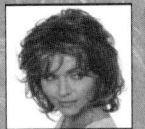 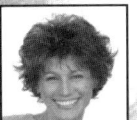 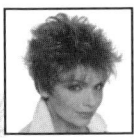 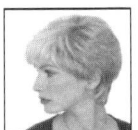 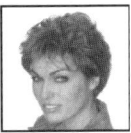 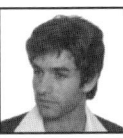
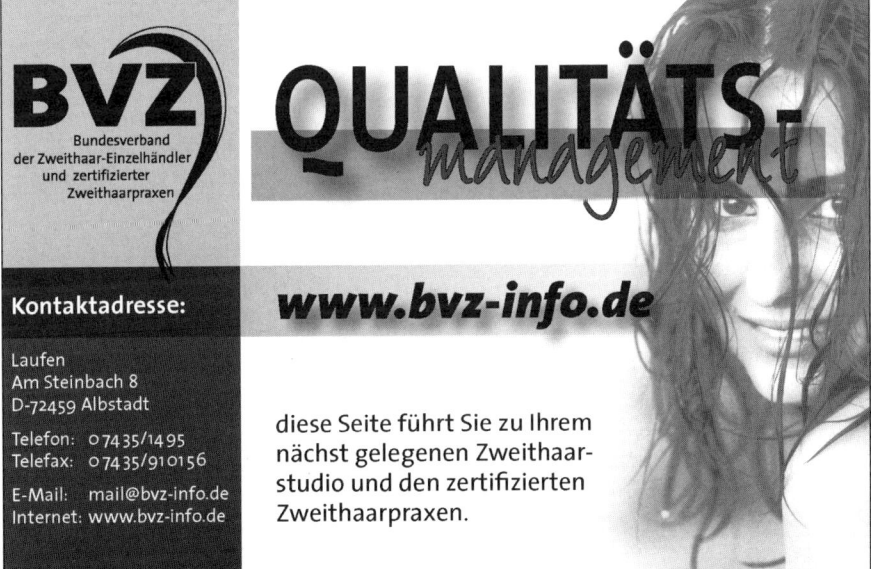

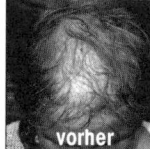
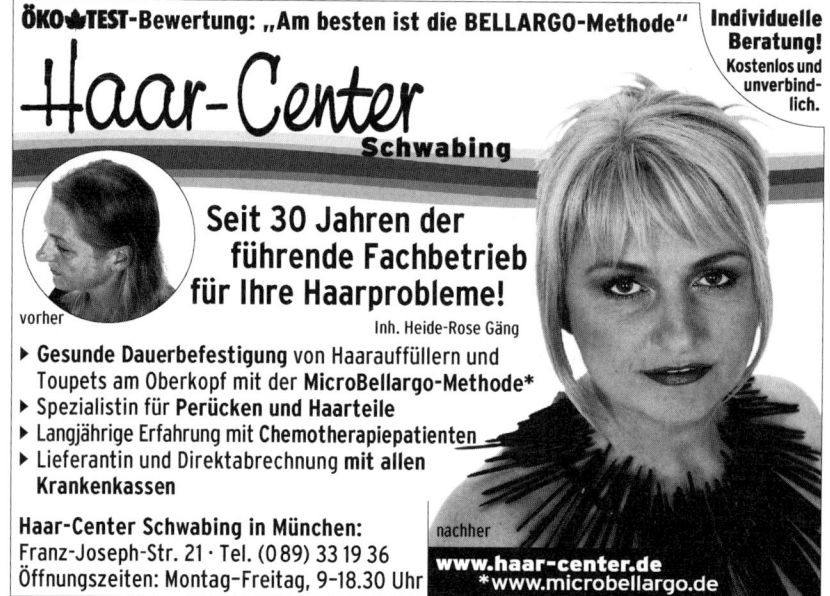

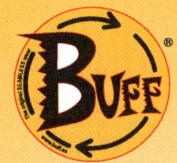

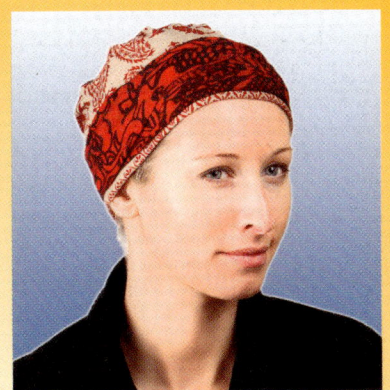
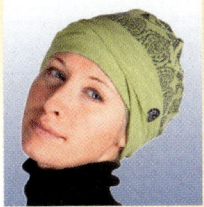
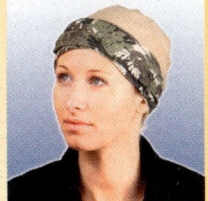
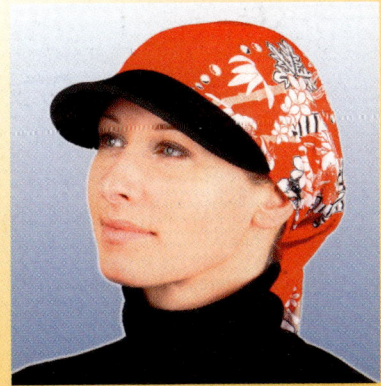

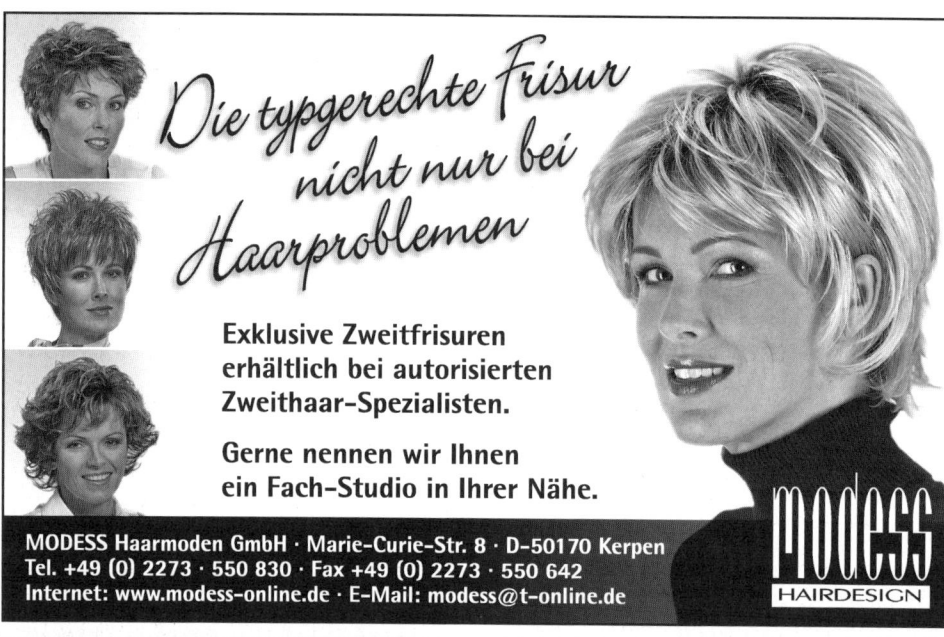
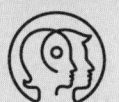

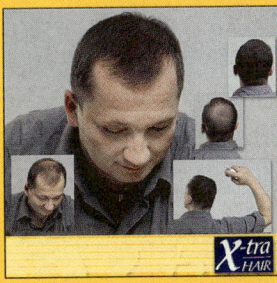
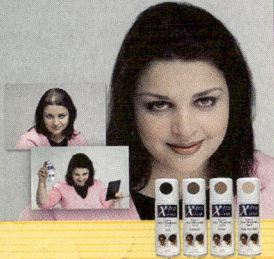

FRISÖR KAMPHUES

Frisör Kamphues
Kaikowski GmbH
Lange Straße 23
D-31515 Wunstorf
Tel.: +49 (0) 50 31/56 36
Fax: +49 (0) 50 31/61 83
info@friseur-kamphues.de

ERICH ADELMANN KG

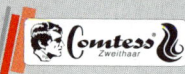

Berliner Straße 2
D-35759 Driedorf
Tel.: +49 (0) 27 75/94 01 50-0
Fax: +49 (0) 27 75/94 01 50-30
www.adelmann-kg.de

HAARTEAM FRANZ RIESWICK

Hüpohl 5 + 7
D-46342 Velen-Ramsdorf
Tel.: +49 (0) 2863/52 66
Fax: +49 (0) 28 63/66 76
www.rieswick.de
Franz.Rieswick@t-online.de

MÜLLER & MÜLLER

MÜLLER & MÜLLER
Zweithaarspezialist

Westwall 47
D-47798 Krefeld
Tel.: +49 (0) 21 51/61 53 16
Fax: +49 (0) 21 51/2 99 63 12
info@zweithaar-mueller.de
www.zweithaar-mueller.de

DOHMEN HAIR

Dammstraße 19
D-52134 Herzogenrath
Tel.: +49 (0) 24 06/6 68 83 02
Fax: +49 (0) 24 06/6 68 83 08
info@dohmen-hair.com
www.dohmen-hair.de

LUY HAARE NACH MASS

BVZ-zertfizierte Zweithaarpraxis
Karthäuserhofweg 29
D-56075 Koblenz
Karthause-Ost
Tel.: +49 (0) 2 61/5 79 14 71
Fax: +49 (0) 2 61/5 48 79
hluy@rz-online.de
www.zweithaarsysteme.de

HAAR-PRAXIS GEISLER

Ziegeleistr. 5
D-57078 Siegen
Tel.: +49 (0) 2 71/8 90 95 92
Fax: +49 (0) 2 71/87 09 42
info@haare-siegen.de
www.haare-praxis.eu

VOLU-MED HAARSYSTEME

Torstr. 25
D-70173 Stuttgart
Tel.: +49 (0) 7 11/2 36 86 74 oder
24 49 53
Fax: +49 (0) 7 11/24 07 39
info@volumed-stuttgart.de
www.volumed-stuttgart.de

ZWEITHAARPRAXIS
PETER VOLK

Am Steinbach 8
D-72459 Albstadt
Tel.: +49 (0) 74 35/14 95
Fax: +49 (0) 74 35/91 01 56
volk@peter-volk.de
www.peter-volk.de

FISCHBACH & MILLER GMBH

Süddeutsche Haarveredelung
Fischbach und Miller GmbH & Co. KG
Poststraße 1
D-88471 Laupheim
Tel.: +49 (0) 73 92/97 73-0
Fax: +49 (0) 73 92/97 73-50
info@fischbach-miller.de
www.fischbach-miller.de

MERZ COIFFURE

Schwamendingenstraße 5
CH-8050 Zürich
Tel.: +41 (0) 44/3 11 61-50
Fax: +41 (0) 44/3 11 61-56
info@merzcoiffure.ch
www.merzcoiffure.ch

LONG-TIME-LINER

Long-Time-Liner®
Conture® Make up GmbH
Stammhaus München
Tal 18
D-80331 München
Tel.: +49 (0) 89/22 52 00
Fax: +49 (0) 89/29 16 04 65
www.long-time-liner.com

L&H KARGLMAYER KG

Bauernmarkt 24
A-1010 Wien
Tel.: +43 (0) 1/53-5 44 07
Fax: +43 (0) 1/53-3 73 19
lhk-haar@karglmayer.at
www.karglmayer.at